Beiträge zur Gesundheitsökonomie und Versorgungsforschung (Band 52

Andreas Storm (Herausgeber)

Case Management – Ein Booster für die häusliche Pflege?

dak.de/forschung-1286

Beiträge zur Gesundheitsökonomie und Versorgungsforschung (Band 52)

Case Management – Ein Booster für die häusliche Pflege?

Forschungsergebnisse aus dem Innovationsfondsprojekt „ReKo“ – Regionales Pflegekompetenzzentrum

Herausgeber:
Andreas Storm, Vorsitzender des Vorstands der DAK-Gesundheit
DAK-Gesundheit
Nagelsweg 27-31, D-20097 Hamburg

Autoren:
Prof. Dr. Manfred Hülsken-Giesler, Prof. Dr. Frank Teuteberg, Dr. Tim Arlinghaus, Philipp Bläser, Janet Cordes, Jonas Hammer, Isabel Jalaß, Patricia Kajüter Rodrigues, Dr. Kevin Kus, Nicole Ruppert, Dr. Lena Marie Wirth

Mit Beiträgen von:
Timo Deiters, Stephan Herberg, Prof. Dr. habil. Thomas Klie, Prof. Dr. Michael Monzer, Hanna Reurik

Hamburg
August 2024

Bibliografische Informationen der Deutschen Nationalbibliothek
Die Deutsche Nationalbibliothek verzeichnet diese Publikation in der Deutschen Nationalbibliografie; detaillierte bibliografische Daten sind im Internet über http://dnb.d-nb.de abrufbar.

www.medhochzwei-verlag.de

medhochzwei

ISBN 978-3-98800-085-9

Fotos: © Gettyimages/1001Love (Titelbild); DAK-Gesundheit/Läufer (Foto Storm, Umschlag); IGB Uni Osnabrück (Foto Hülsken-Giesler, Umschlag)
Titelbildgestaltung: Natalia Degenhardt
Satz: Strassner ComputerSatz, Heidelberg
Druck: mediaprint solutions GmbH, Paderborn
Printed in Germany

Vorwort

Das Innovationskonzept für ein Regionales Pflegekompetenzzentrum (ReKo) wurde mit dem Ziel entwickelt, Menschen mit Unterstützungs- oder Pflegebedarf eine gute Versorgung zu ermöglichen.

Als DAK-Gesundheit haben wir 2019 die Chance ergriffen, dieses Projekt mit Unterstützung unserer Konsortialpartnerinnen, der Gesundheitsregion EUREGIO e.V. und der Universität Osnabrück, auf den Weg zu bringen. 1.135 Pflegebedürftige und Angehörige haben teilgenommen. Mit einer Förderung in Höhe von 10,7 Millionen Euro hat der 2016 von der Bundesregierung geschaffene Innovationsfonds dem Projekt wirtschaftlich den Weg geebnet. Eine Unterstützung, die sich ausgezahlt hat: Heute, knapp 5 Jahre nach dem Startschuss, ziehen die Expertinnen und Experten der Universität Osnabrück im Rahmen ihrer Projektevaluation eine positive Bilanz.

In den beiden niedersächsischen Modellregionen, den Landkreisen Grafschaft Bentheim und Emsland, hat sich dieses neue Versorgungskonzept etabliert. Mehr noch: Es ist zu einem festen Bestandteil geworden, der aus der kommunalen Versorgungsstruktur kaum mehr wegzudenken ist. Binnen der viereinhalbjährigen Projektlaufzeit – die ursprünglich vereinbarten vier Jahre sind coronabedingt um ein halbes Jahr verlängert worden – hat sich bestätigt, was Motivation und Motor für die Realisierung der Konzeptidee war: Menschen mit Pflegebedarf eine verlässliche und gute Versorgung in ihrem häuslichen Umfeld zu ermöglichen, kann angesichts angespannter Personaldecken im Pflegebereich nur dann gelingen, wenn individuelle und stabile Pflegearrangements errichtet werden. Und zwar dort, wo sie benötigt werden: nicht in der kilometerweit entfernten Stadt, sondern bei den betroffenen Menschen vor Ort. Ebendiesem Bedarf in ländlichen Regionen mit einem innovativen Case und Care Management Rechnung zu tragen, war eines der Hauptziele von ReKo.

Den Erfolg in den Modellregionen belegt auch die Übernahme der meisten Case Management-Stellen durch die Kommunen nach dem Auslaufen der Förderung. Diese Ergebnisse machen deutlich, welche Rolle das ReKo-Konzept deutschlandweit dabei spielen könnte, die Pflegesituation auf dem Land zu verbessern – natürlich individuell auf die Bedarfe in den Regionen angepasst. Es zeigt zugleich Lösungsansätze dafür auf, wie in Zeiten von Fachkräftemangel und finanziellen Herausforderungen eine stabile Versorgung aussehen kann.

Ein herzlicher Dank gilt deshalb Prof. Dr. Thomas Klie und Prof. Dr. Michael Monzer für ihre wissenschaftliche Begleitung des Projektes, der Gesundheitsregion EUREGIO e.V. und ihrem Geschäftsführer Thomas Nerlinger für die Umsetzung, der Universität Osnabrück mit ihren Lehrstühlen Pflegewissenschaften unter der Leitung von Prof. Dr. Manfred Hülsken-Giesler sowie Wirtschaftsinformatik unter Leitung von Prof. Dr. Frank Teuteberg für ihre Evaluation sowie dem DAK-Gesundheit-Projektteam, aus dem Bereich Innovations- und Versorgungsforschung.

Andreas Storm
Vorstandsvorsitzender der DAK-Gesundheit

Hamburg, Oktober 2024

Inhaltsverzeichnis

Teil A

Das Konzept der Pflegekompetenzzentren – die konzeptionelle Basis für ReKo

Thomas Klie, Michael Monzer

Vorbemerkung

Das Innovationsprojekt ReKo kennt als konzeptionelle DNA das Konzept eines Pflegekompetenzzentrums, das die Autoren seinerzeit im Auftrag der DAK-Gesundheit erarbeitet haben. Es soll in diesem einführenden Beitrag noch einmal skizziert werden (vgl. Klie und Monzer 2018). Beide Autoren haben den ReKo-Prozess in den beiden Landkreisen Grafschaft Bentheim und Emsland sowohl durch die Weiterbildung zum DGCC Case Management als auch konzeptionell und fachlich beratend begleitet – bis hin zur Verstetigung der im ReKo-Projekt aufgebauten Case Management-Strukturen. Dabei lag ihnen daran das Case und Care Management, das die fachlich methodische Grundlage des ReKo-Projektes darstellt, in qualifizierter Weise zu implementieren – bis hin zur maßgeblichen Mitwirkung an einer Software-Lösung für die Einführung und Praxis einer Case Management-basierten Zusammenarbeit der relevanten Akteure. Das Innofondsprojekt ReKo basiert auf dem Ansatz der Pflegekompetenzzentren, hat den Ansatz aber durchaus zumindest in zweierlei Richtungen weiterentwickelt: Zum einen in Richtung eines digitalen Ökosystems, zum anderen durch einen Akzent auf einem „pflegerischem" Case Management – also den Einsatz von weitergebildeten Pflegefachpersonen als Case Managerinnen und Manager, auf das sich in besonderer Weise die Evaluation bezieht und bezogen hat. Das Case Management – auch das in der Pflegeberatung gem. § 7a SGB XI eingesetzte – ist grundsätzlich nicht an eine Profession gebunden. Das Pflegekompetenzzentrum in seiner konzeptionellen Grundausrichtung kennt zwei Bestandteile: das Pflegekompetenzzentrum als Organisation respektive Institution. Dieses wurde zumindest in der Grafschaft Bentheim in dem zu Beginn des ReKo-Projektes abgeschlossenen Konversionsprojektes der Klinik mehr oder weniger vorgefunden. Dieser weiterhin maßgebliche Teil des Konzepts der Pflegekompetenzzentren spielte im Innovationsfondprojekt ReKo keine zentrale Rolle (mehr). Im Mittelpunkt des ReKo-Projektes stand die Case Management-Organisation, die zweite Säule des Grundkonzeptes von Pflegekompetenzzentren, das nachfolgend vorgestellt wird.

1. Pflegekompetenzzentren? Hintergründe und Herausforderungen

Die Versorgung älterer, auf Pflege angewiesener Menschen stellt sich als eine der großen gesellschafts- und sozialpolitischen sowie kulturellen Herausforderungen der nächsten Jahrzehnte dar (vgl. DAK Pflegereport 2024). Die Zahl der auf Pflege angewiesenen Menschen steigt, die zur Versorgung zur Verfügung stehenden Ressourcen gehen zurück, sowohl in den die Hauptaufgaben der Pflege und Sorge bislang leistenden Familien als auch im professionellen Sektor: Der Fachkräftemangel wird auch – und gerade – die Langzeitpflege treffen. Zudem ist eine zum Teil dramatische Diskrepanz zwischen sich entfaltendem Fachwissen für die Begleitung auf Pflege angewiesener Menschen in den Disziplinen der Pflegewissenschaft, der Medizin und der Sozialen Arbeit auf der einen Seite und der alltäglichen Praxis auf der anderen Seite zu verzeichnen. Dies führt nicht nur zur Verletzung fachlicher Standards, sondern auch zur alltäglichen Gefährdung von Menschenrechten auf Pflege angewiesener Menschen sowohl in ihrer eigenen Häuslichkeit als auch im Heim. Eingebettet ist das Thema der Versorgung auf Pflege angewiesener Menschen in ausgeprägte Ambivalenzen der Gesellschaft zu den Themen, die mit dem Begriff der Pflegebedürftigkeit assoziiert werden: Verlust von Selbstbestimmung, Angewiesenheit auf fremde Hilfe, Einbußen in der mentalen und physischen Leistungsfähigkeit.

Verbunden ist das Thema schließlich mit Fragen der fairen Verteilung von Sorge- und Pflegeaufgaben in der Gesellschafts- und Geschlechterordnung (Klie 2024b). Die Antworten auf die Herausforderungen verlangen Anstrengungen von der gesamten Gesellschaft: Die Garantie professioneller Unterstützung, bedarfsgerechte, leistungsfähige Infrastrukturen vor Ort und Rahmenbedingungen, die ein Ineinandergreifen von familiären, nachbarschaftlichen, professionellen und anderen beruflichen Hilfen ermöglichen und befördern. Dieses Ineinandergreifen geschieht vor Ort und braucht Infrastrukturen, aber auch Spielregeln, Rollenverständnisse und örtliche Kulturen und Strukturen, im Sinne einer lokalen Pflegepolitik.

1.1 Neue Paradigmen der Pflege und Sorge

Soll das Thema Sorge und Pflege als Thema örtlicher Politik und auch zivilgesellschaftlicher Befassungen gestärkt werden, ist darauf Acht zu geben, dass nicht allein sozialadministrative und professionelle Sichtweisen und Begrifflichkeiten in den Vordergrund der Debatten gerückt werden, sondern die Menschen mit Unterstützungsbedarf in ihren sozialen und individuellen Sinnbezügen, ihren Bedürfnissen, Potenzialen und Ressourcen wahrgenommen und die gesellschaftliche Verantwortung für den Umgang mit den Themen Pflege und Sorge ganz im Sinne des in § 8 SGB XI niedergelegten Verständnisses von Pflege als Aufgabe der gesamten Gesellschaft verankert wird. Örtlich gilt es unter zum Teil höchst unterschiedlichen Bedingungen, ein gutes Leben für Menschen mit pflegerischen und anderen Unterstützungsbedarfen zu ermöglichen. Die sozialstaatlichen Vorgaben für die Pflegesicherung müssen sich zunehmend, in welcher Konzeption auch immer, an ihren Wirkungen vor Ort und ihrer Eignung zur Unterstützung lokaler Antworten auf Herausforderungen der Pflege und Sorge messen lassen. Das hatte die letzte Bundesregierung in ihrer Koalitionsvereinbarung reflektiert, die den Prüfauftrag enthielt, Wege zu einer Stärkung der Kommunen in der Pflegesicherung zu identifizieren: Auch die Pflegepolitik hat sich i. d. S. zu „verörtlichen".

1.2 Das DAK-Gesundheit Konzept: Pflegekompetenzzentren

Hier setzt das Konzept der Pflegekompetenzzentren an, die die DAK-Gesundheit in die Diskussion gebracht hat. Das DAK-Gesundheit Konzept beruht auf weithin mit den Analysen des Siebten und Neunten Altenberichts der Bundesregierung in Übereinstimmung stehenden Problembeschreibungen.

Insbesondere kleine Krankenhäuser im ländlichen Raum stehen vor zum Teil ihre Existenz bedrohenden wirtschaftlichen Herausforderungen. Sie bilden bis in die aktuelle Diskussion um die Krankenhausreform 2024 neben der Sicherung einer qualitativ hochwertigen und leistungsstarken gesundheitlichen Versorgung der Bevölkerung, eine der Hintergründe für damalige und aktuelle Reformüberlegungen, die ausgerichtet sind auf:

- eine sektorenübergreifende Koordination der gesundheitlichen und pflegerischen Versorgung, die unter anderem auch in dem FES-Diskurspapier 2024 aufgegriffen wurden (vgl. Gruhl 2023),
- den bereits einsetzenden und für die Zukunft sich zuspitzenden Fachkräftemangel insbesondere in der Pflege aber auch in der Medizin (vgl. Klie 2024: DAK-Pflegereport 2024),
- die Gefährdung der Sicherstellung der gesundheitlichen und pflegerischen Versorgung insbesondere in strukturschwachen Regionen,
- die gesundheitsökonomisch problematischen pflegesensitiven Krankenhauseinweisungen und vermeidbaren Pflegeheimaufnahmen (vgl. Klie 2022: DAK-Pflegereport 2022),
- die zunehmende Verunsicherung der Bevölkerung über die künftige Gewährleistung der gesundheitlichen und pflegerischen Versorgung (vgl. Kocher 25.07.2024).

Auf die seinerzeit erwartbaren und inzwischen überwiegend eingetretenen Versorgungsprobleme hat die DAK-Gesundheit mit dem Vorschlag zum Aufbau von Pflegekompetenzzentren reagiert, der u. a. darauf zielt vorhandene, nicht effizient genutzte Ressourcen neu zu strukturieren.

1.3 Gesundheitliche Versorgung und pflegerische Versorgung im Kontext der Daseinsvorsorge

In den Pflegekompetenzzentren begegnen sich Langzeitpflege und Gesundheitsversorgung auf der regionalen und kommunalen Ebene. Sie stehen damit, wie von der Siebten Altenberichtskommission herausgestellt wurde, im Kontext der Daseinsvorsorge.

Die Sicherung einer angemessenen gesundheitlichen Versorgung für alle Bürgerinnen und Bürger gehört zu den „Grundaufgaben des Staates". Damit ist ein Anspruch aller Bürgerinnen und Bürger – gleich welches Lebensalters – angesprochen. Die staatliche Versorgungsverantwortung bildet den Rahmen für die Verteilung von Kompetenzen im Gesundheitswesen; sie ist im Sinne der Vorgabe eines Staatsziels durch das Grundgesetz ebenso unaufgebbar wie sie zur Prüfung bestehender (gewählter) materieller und organisatorischer Gestaltungen, gegebenenfalls auch zu einer von Selbstverwaltung im Kontext von Planungs- und Steuerungsentscheidungen verpflichtet (vgl. Burgi 2013).

Dabei zeichnen sich gerade im Gestaltungsfeld einer lokalen und regionalen Versorgung neben wachsenden Gestaltungsherausforderungen auch Gestaltungschancen ab, die durch das Konzept der Pflegekompetenzzentren genutzt werden können. Insbesondere in Regionen, in denen eine leistungsfähige Gesundheitsinfrastruktur vorhanden ist und in denen die Akteure für innovative Projekte und Kooperationen offen sind, geht es nach Ansicht der Siebten Altenberichtskommission in den nächsten Jahren um eine Gestaltungsoffensive, die auf die unterschiedlichen Lebenslagen eingeht und zudem die Schnittstellen zwischen den verschiedenen Säulen optimiert. In Regionen, in denen eine derartige Gesundheitsinfrastruktur noch nicht gegeben ist, muss diese aufgebaut, koordiniert und so ausgerichtet bzw. umstrukturiert werden, dass sie in der Lage ist, die örtlichen Versorgungsbedarfe zu beantworten – und dies in einer Weise, die auf die verschiedenartigen Lebenslagen ausreichend differenziert reagieren kann. Innovationen in strukturschwachen Regionen sind gefragt, die Modellcharakter gewinnen können.

Pflegekompetenzzentren können dazugehören, neben regionalen Gesundheitszentren, die als Antwort auf Versorgungsdefizite und Ärztemangel in strukturschwachen Regionen konzipiert wurden. Versteht man unter Daseinsvorsorge die Bereitstellung von öffentlichen Gütern und Dienstleistungen, die dem Gemeinwohl und der Lebensentfaltung des Einzelnen dienen und Bedingungen guten Lebens befördern (Schmidt 2018), dann ist mit dem Thema der gesundheitlichen Versorgung ein wesentlicher Aspekt von Daseinsvorsorge angesprochen. Wenn die Grundbefähigungen im Sinne Nussbaums (1999) in ein Verständnis von Daseinsvorsorge einbezogen werden, erscheint die gesundheitliche Versorgung in vielen Fällen eine wesentliche Voraussetzung für gesellschaftliche Teilhabe und eine an individuellen Bedürfnissen und Präferenzen orientierte, selbstverantwortliche Gestaltung eigenen Lebens und persönlich zufriedenstellender Lebensumstände.

Gesundheitliche Versorgung sollte sich im Verständnis der Siebten Altenberichtskommission weit stärker als heute einer Wirkungszielorientierung verpflichtet fühlen. Die Trennung zwischen Sektoren (zum Beispiel innerhalb der kurativen Medizin zwischen ambulanter (vertragsärztlicher) und stationärer Versorgung) und zugehörigen Budgets impliziert eine Vergütungslogik, die Leistungen zum Teil auch unabhängig von individuellen Bedarfen und Lebensumständen honoriert und wenig Anreize zu einer sektorenübergreifenden Kooperation schafft. Des Weiteren erschwert die sektorale Struktur eine umfassende Kapazitätsplanung. Die im GKV-Wettbewerbsstärkungsgesetz von 2007 geforderte sektorenübergreifende Qualitätssicherung ist bis heute nicht umgesetzt. Eine stärkere Wirkungszielorientierung kann und soll Anreize zur Vermeidung von Über- und Unterversorgung schaffen und Fehlanreize beseitigen, wie sie etwa darin zum Ausdruck kommen, dass Patientinnen und Patienten mit ausgeprägter Komorbidität an andere Leistungserbringer weitervermittelt (Ozegowski und Amelung 2015), oder dass sterbende Patientinnen und Patienten in Krankenhäuser eingewiesen oder von dort in Pflegeheime entlassen werden, die den an eine bedarfsgerechte Palliativversorgung zu richtenden Anforderungen häufig nicht gerecht werden können (vgl. Klie 2016: DAK Pflegereport 2016).

Gesundheitliche Versorgung als Daseinsvorsorge – so auch im Koalitionsvertrag der Ampelregierung verstanden – kennt als Maßstab die Bedarfsgerechtigkeit bezogen auf die jeweiligen sozialen und räumlichen Besonderheiten der Regionen. Dies impliziert die Notwendigkeit einer sektorenübergreifenden Bedarfsplanung, die insbesondere auch Möglichkeiten der Vernetzung von Angeboten, zum Beispiel in Form von Gesundheits- oder und Pflegekompetenzzentren, nutzt. Alte Menschen müssen unabhängig von Alter, sozialem Status, Persönlichkeit oder sonstigen Merkmalen mit akzeptablem Aufwand von angemessenen Leistungen profitieren können. Unter-, Fehl- und Überversorgung sind grundsätzlich mit Bezug auf die Patientinnen und Patienten und deren Lebenslagen zu diskutieren. In diesem Zusammenhang sind bspw. Informationsdefizite und Mobilitätseinschränkungen ebenso zu beachten wie mit der Nachfrage und Nutzung von Leistungen im Einzelfall verbundene Kosten.

Die Berücksichtigung der in der jeweiligen Region vorliegenden Besonderheiten – sowohl im Sinne von Chancen wie auch im Sinne von Herausforderungen – verweist auf die Notwendigkeit der Regionalisierung von Strukturelementen der Gesundheitsversorgung, auf die Stärkung kommunaler Verantwortung wie auch auf die Stärkung interkommunaler Zusammenarbeit. Sie kann gerade in Pflegekompetenzzentren ihren Kristallisationspunkt bezogen auf die mit der Langzeitpflege verbundenen Herausforderungen finden. Gesundheitsvorsorge als Daseinsvorsorge beschränkt sich nicht auf medizinische Versorgung, schon gar nicht auf kurative Medizin. Gesundheitsförderung und Primärprävention, im Sinne der Förderung gesundheitsförderlichen Verhaltens, der Vermeidung von Krankheiten wie auch im Sinne der Gestaltung gesundheitsförderlicher Lebenswelten (z. B. age-friendly cities), Sekundärprävention, im Sinne der frühzeitigen Erkennung und Vermeidung der Progredienz von Erkrankungen, und tertiäre Prävention, im Sinne der Vermeidung von Folgeschäden, Rezidiven und Rückfällen, gehören ebenso zum Leistungsspektrum von Gesundheitsversorgung wie gesundheitsbezogene Soziale Arbeit, Rehabilitation, Pflege und Palliation. Entsprechend ist gesundheitliche Versorgung im Sinne von Versorgungsnetzwerken zu denken, an denen zahlreiche Akteure beteiligt sind, wobei im Einzelnen anzustrebende Wirkungsziele jeweils auf weitere Handlungsfelder bzw. Daseinsvorsorgebereiche verweisen. So ist etwa die Zugänglichkeit (fach-)ärztlicher Versorgung an individuelle Mobilität und eine Verkehrsinfrastruktur ebenso gebunden wie an die Verfügbarkeit von Gesundheitsinformationen oder auch an zeitliche, soziale und materielle Ressourcen von Patientinnen und Patienten. Gesundheitliche Versorgung und die Gestaltung der Aufgaben in der Langzeitpflege sind stets eingebettet in Kontexte eines Wohlfahrtspluralismus (vgl. Klie und Roß 2005). Unabhängig von der staatlichen Versorgungsverantwortung – gesundheitliche und pflegerische Versorgung lässt sich nur als Ko-Produktion verschiedener Akteure auf unterschiedlichen Ebenen – Staat, Kommune, Bürgerinnen und Bürger, Wirtschaft, Wohlfahrtsverbände etc. – verstehen. Gerade diese Akteurskonstellationen erfordern nicht selten ein auf den individuellen Fall abgestimmtes Gesundheits- bzw. Krankheits- und Pflegemanagement. An einem übergreifenden Case Management bewährt sich, die auf zielgenaue, den individuellen Bedürfnissen und Präferenzen der Patientinnen und Patienten ausgerichtete lokale Gesundheits- und Pflegeversorgung. Sie hätte ihren Platz in einem Pflegekompetenzzentrum.

2. Pflegekompetenzzentren – zwei Bestandteile, zwei Säulen

Auf der Basis der Vorüberlegungen der DAK-Gesundheit zu Pflegekompetenzzentren wurde ein Grobkonzept für Pflegekompetenzzentren entwickelt, das im Wesentlichen von zwei Bestandteilen und Organisationsverständnissen geprägt wird. Das Pflegekompetenzzentrum ist zum einen eine zentrale Infrastruktureinrichtung insbesondere in ländlich geprägten Regionen, an der unterschiedliche Dienstleistungen und Einrichtungen beherbergt werden, die sich – auf einander bezogen – als örtlich angepasste Infrastruktur für die Region verstehen. Zum anderen wird das Pflegekompetenzzentrum als eine Case Management-Organisation der Daseinsvorsorge verstanden, die sich durch eine bestimmte Prozessgestaltung und Strukturentwicklung auszeichnet und diese befördert. Einmal handelt es sich somit um eine Infrastruktureinrichtung, zum anderen um eine Organisationsform. Beide Verständnisse respektive Bausteine des Pflegekompetenzzentrums werden im Nachfolgenden näher beschrieben.

Abbildung 1: Die zwei Organisationsverständnisse zum Pflegekompetenzzentrum

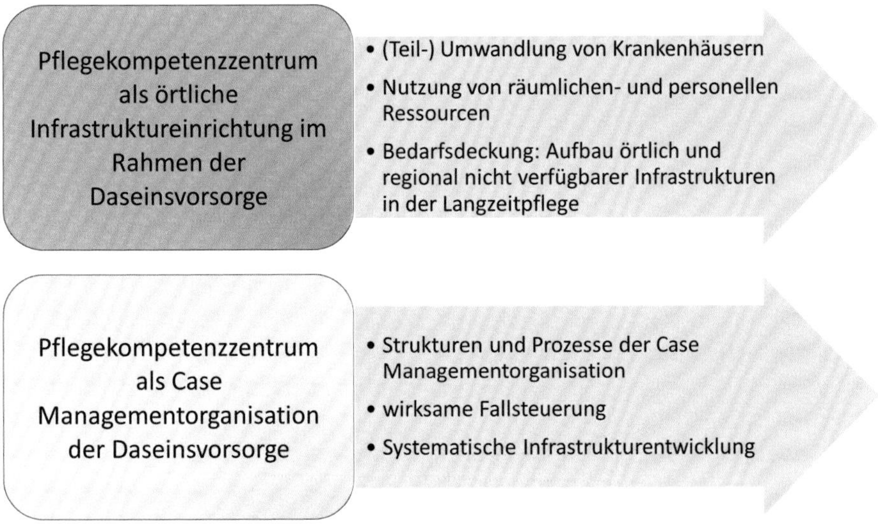

Quelle: Klie, Monzer 2017

2.1 Das Pflegekompetenzzentrum als örtliche Infrastruktureinrichtung im Rahmen der Daseinsvorsorge

2.1.1 Kleine Krankenhäuser im ländlichen Bereich unter Konversionsdruck

Pflegekompetenzzentren bieten einen zentralen Ort für die Vorhaltung von Dienstleistungen und Einrichtungen der Langzeitpflege, die regional erforderliche Angebote des Gesundheitswesens insbesondere der ärztlichen, der präventiven, rehabilitativen und therapeutischen Versorgung integrieren. Dabei profilieren sich die örtlichen respektive regionalen Pflegekompetenzzentren je nach örtlicher Bedarfssituation, je nach Infrastruktur, je nach Performance des jeweiligen Pflegemarktes und der kommunalen Sozial- und Gesundheitsplanung. Der gesundheitspolitische Kontext des Konzeptes von regionalen Pflegekompetenzzentren ist der sich weiter zuspitzende Befund, dass in Deutschland eine (regionale) Überversorgung mit Krankenhausbetten zu konstatieren ist, die nicht nur vermeidbare Gesundheitskosten verursacht – anbieterinduzierte Nachfragesteuerung –, sondern auch zur Unwirtschaftlichkeit von (kleinen) Krankenhäusern führt. In der aktuellen Diskussion um ein Krankenhausreformgesetz spielen diese damals schon aufgegriffenen Fragen eine zentrale Rolle.

Kleine ländliche Krankenhäuser sichern die Grund- und Regelversorgung als wohnortnahes Angebot für die Bevölkerung und sind oftmals auch relevante Arbeitgeber in ländlichen Regionen. Auf der anderen Seite arbeiten sie häufig unwirtschaftlich und sind mit hohen Fixkosten und unzureichenden Investitionen durch die Kommunen konfrontiert. Wirtschaftlichkeitspotenziale sind in der Regel ausgeschöpft. Der hohe Anteil von geriatrischen Patientinnen und Patienten insbesondere in ländlichen Regionen, und der zum Teil dramatische Fachkräftemangel, führen kleinere Krankenhäuser häufiger an ihre Existenzgrenzen. Ihre Umwandlung in sog. Level 1i-Einrichtungen weist Parallelen auf zu den hinter den Pflegekompetenzzentren liegenden Konversionsprozessen und Strategien.

2.1.2 Kernfunktionen des Pflegekompetenzzentrums

Je nach bestehender Infrastruktur, Infrastrukturdefiziten und Bedarfslage kann ein Pflegekompetenzzentrum unter dem Dach, auf dem Areal, unter Nutzung von Räumlichkeiten oder in Kooperation mit einem (ehemaligen) Krankenhaus oder als Level 1i-Einrichtung eine Reihe von Angeboten und Einrichtungen der Langzeitpflege beherbergen. Das Konzept der Pflegekompetenzzentren weist eine Reihe von Überschneidungspunkten zu regionalen Gesundheitszentren, zu MVZ und den erwähnten Level 1i-Einrichtungen auf.

Abbildung 2: Kernfunktionen des Pflegekompetenzzentrums

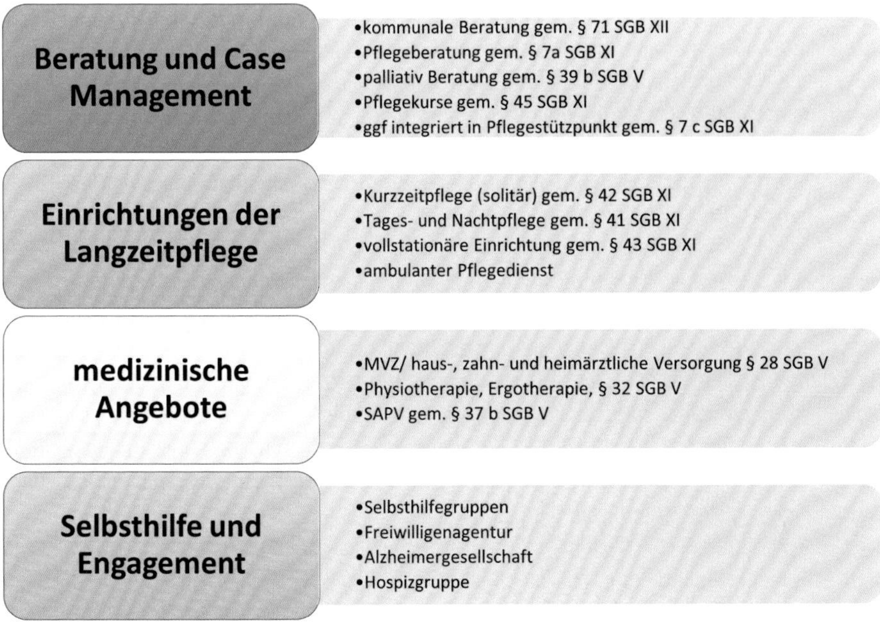
Beratung und Case Management
•kommunale Beratung gem. § 71 SGB XII
•Pflegeberatung gem. § 7a SGB XI
•palliativ Beratung gem. § 39 b SGB V
•Pflegekurse gem. § 45 SGB XI
•ggf integriert in Pflegestützpunkt gem. § 7 c SGB XI
Einrichtungen der Langzeitpflege
•Kurzzeitpflege (solitär) gem. § 42 SGB XI
•Tages- und Nachtpflege gem. § 41 SGB XI
•vollstationäre Einrichtung gem. § 43 SGB XI
•ambulanter Pflegedienst
medizinische Angebote
•MVZ/ haus-, zahn- und heimärztliche Versorgung § 28 SGB V
•Physiotherapie, Ergotherapie, § 32 SGB V
•SAPV gem. § 37 b SGB V
Selbsthilfe und Engagement
•Selbsthilfegruppen
•Freiwilligenagentur
•Alzheimergesellschaft
•Hospizgruppe

Quelle: Klie/Monzer

2.1.3 Beratung und Case Management

Eine Bündelung der Beratungs- und Case Management-Angebote an einem Ort ist eine wichtige Voraussetzung für die Umsetzung der nachfolgend beschriebenen Case Management-Organisation. Dabei wären die Angebote nicht nur als Komm-, sondern auch als zugehende Beratung auszugestalten, die vom Pflegekompetenzzentrum aus organisiert werden würde. Die verschiedenen Beratungsstellen könnten hier ihre Angebote bündeln. Je nach landesrechtlichen Vorgaben könnte dies im Rahmen von Pflegestützpunkten oder auf andere Weise geschehen. Die Pflegekassen könnten entweder der im Rahmen von Modellkommunen gemäß § 123 SGB XI oder über Modellvorhaben gemäß § 45c Abs. 5 SGB XI ihre Pflegeberatung, neben den allgemeinen Angeboten digitaler und fernmündlicher Beratung, personell bündeln und im Pflegekompetenzzentrum ansiedeln. Eine integrierte und aufeinander bezogene Pflegeberatung ist Voraussetzung für eine wirksame Case Management-Organisation. Angebote der Palliativberatung gemäß § 39b SGB V wären in dieser zentralen Anlaufstation für Beratung und Case Management ebenso anzusiedeln wie die von Betreuungsbehörden und Angebote der Beratung und Schulung von pflegenden Angehörigen, die sowohl in der jeweiligen eigenen Häuslichkeit als auch im Pflegekompetenzzentrum angeboten werden können. Die unübersichtliche und häufig fragmentierte Beratungslandschaft könnte im Pflegekompetenzzentrum organisatorisch und an einem Ort gebündelt werden.

2.1.4 Einrichtungen der Langzeitpflege

Je nach Bedarf in der Region und Bedarfsdeckung – eingebunden in die kommunale Pflegeplanung und die Abstimmung in dem zuständigen Gremium des Gesundheits- und Pflegewesens – wären unter Beachtung der Rahmenbedingungen des SGB XI – verbunden mit der Flexibilisierung des Leistungserbringungsrechts (Gesamtversorgungsverträge, Sachleistungsbudgets) – Einrichtungen und Dienste der Langzeitpflege unter dem Dach des Pflegekompetenzzentrums auszugründen und miteinander zu verbinden.

Regelmäßig besteht ein Bedarf an solitären Kurzzeitpflegeeinrichtungen, die fast überall fehlen (vgl. Klie und Monzer 2022a; Klie und Monzer 2022b). Sie sind von größter Bedeutung für die Entlastung pflegender Angehöriger und die Stabilisierung häuslicher Pflegearrangements, für Überleitungssituationen nach Klinikaufenthalten und für die Versorgung in gesundheitlichen Krisen. Sie sollten ihrerseits regelmäßig rehabilitativ ausgerichtet sein. Dabei sind auch in der Kurzzeitpflege unterschiedliche Zielgruppen zu reflektieren, die Kurzzeitpflegeeinrichtungen nutzen. Für Menschen mit Demenz etwa ergeben sich zum Teil vollständig andere Anforderungen als für somatisch Pflegebedürftige.

An Nachtpflegeeinrichtungen fehlt es in ganz Deutschland weitgehend. Dabei sind auch die Nutzungspräferenzen in der Bevölkerung noch zurückhaltend bezogen auf diese gesetzlich vorgesehene Angebotsform. Im Zusammenhang mit Beratungs- und edukativen Angeboten könnte eine entsprechende bedarfsorientierte Nachfrage generiert werden.

Tagespflegeeinrichtungen erfreuen sich nach ihrer deutlich verbesserten Finanzierung zwar einer erhöhten Nachfrage. Sie werden aber mitnichten in dem Umfang genutzt, die dem Bedarf der jeweiligen Haushalte und der auf Pflege angewiesenen Menschen sowie den Bedürfnissen der pflegenden An- und Zugehörigen entspricht. Auch sie wären in guter Weise im Pflegekompetenzzentrum zu verorten.

Stationäre Einrichtungen könnten in einer modernen konzeptionellen Ausrichtung ebenfalls ihren Platz im Pflegekompetenzzentrum finden, wobei darauf zu achten wäre, dass nicht die baulich prägenden Krankenhausstrukturen einer modernen Wohnorientierung und der Organisation in kleineren Wohngruppen im Wege stehen. Insofern wären hier in aller Regel nicht unerhebliche Investitionen erforderlich.

Schließlich könnten auch ambulante Pflegedienste ihren Sitz in dem Pflegekompetenzzentrum haben. Dies gilt ebenso für SAPV-Dienste.

Die in einem Pflegekompetenzzentrum integrierten Einrichtungen und Dienste könnten auf vielfältige Weise kooperieren, Ressourcen gemeinsam nutzen. Auch Synergien zwischen ambulanten und stationären Versorgungsformen entstehen.

2.1.5 Medizinische Angebote

In den Krankenhäusern, die einem Konversionsprozess unterzogen werden, sind in vielfältiger Weise medizinische Kompetenzen und Ressourcen vorhanden, sowohl personeller als auch technischer und räumlicher Art. Diese sollten, soweit sie funktional genutzt werden können, in die Konzeption des Pflegekompetenzzentrums einbezogen werden. Dies gilt nur für die Sicherstellung der ärztlichen Versorgung. Diese könnte je nach Bedarfssituation und KV-Planungen sowohl Einzelpraxen als auch MVZ vorsehen. Auch die Integration von Gesundheitszentren, die allerdings dann für alle Bevölkerungsgruppen offenstehen, wäre denkbar. In jedem Fall müssten sich die medizinischen Angebote durch eine besondere geriatrische Kompetenz und Qualifikation auszeichnen. Sie wird sich, bei Berücksichtigung der freien Arztwahl, auf die gesamte Region, aber schwerpunktmäßig auf die im Pflegekompetenzzentrum verorteten Einrichtungen beziehen und dort zu einer deutlichen Verbesserung der ärztlichen Versorgung gegenüber der klassischen Versorgungssituation beitragen. Zu erwarten wäre, insbesondere bei einer integrierten ärztlichen und pflegerischen Behandlung und Dokumentation, dass unnötige und belastende Krankenhausaufenthalte für auf Pflege angewiesene Menschen vermieden werden könnten.

2.1.6 Selbsthilfe und Engagement

Neben den „formellen" Angeboten der Langzeitpflege und des Gesundheitswesens wären im Sinne eines wohlfahrtspluralistischen Ansatzes auch Organisation und Institution der Selbsthilfe und des Engagements in ein Pflegekompetenzzentrum einzuladen. Sie könnten hier einen Ort finden, ihre Aufgaben wahrzunehmen, ihre Angebote zu organisieren und ihr Engagement zu entfalten. Ob nur Selbsthilfegruppen, eine Freiwilligenagentur, die Alzheimergesellschaft, Hospizgruppen oder andere Initiativen, die sich auf die Sorge um vulnerable Menschen beziehen: Sie alle können im Pflegekompetenzzentrum verortet werden.

Das Pflegekompetenzzentrum sollte nicht nur das architektonische Dach für die verschiedenen Angebote bilden, sondern auch eine abgestimmte Vorgehensweise sicherstellen und dabei die Einrichtungen und Dienste einbeziehen, die auf dem Territorium des Pflegekompetenzzentrums verortet sind. Nicht als Konkurrenz, sondern als komplementäre und integrierende Institution wäre ein Pflegekompetenzzentrum zu implementieren. Auch aus diesem Grund ist die Case Management-Organisation essenziell für den Erfolg, die Akzeptanz und die Wirkung eines Pflegekompetenzzentrums.

2.1.7 Komplementäre Funktionen des Pflegekompetenzzentrums

Komplementär zu den Kernfunktionen wären für die örtliche Pflegeinfrastruktur, für die Beschäftigungssituation, für die Pflegekultur vor Ort die Potenziale eines Pflegekompetenzzentrums für den örtlichen Bedarf an Ausbildung für Pflege- und Assistenzberufe zu nutzen und ggf. ein Bildungszentrum mit entsprechenden Schulen, Fort- und Weiterbildungsangeboten bis hin zu Qualifizierungsangeboten für Freiwillige zu integrieren. Der Arbeitsmarkt für Berufe in der Langzeitpflege ist ein lokaler und regionaler. Insofern kommt regionalen Strategien der Gewinnung für „Berufe für Menschen" (Pflege, Assistenz, Hauswirtschaft) eine zentrale Rolle zu.

Krankenhäuser verfügen überdies über Ressourcen und Equipment im Bereich der Mahlzeitenversorgung. Diese könnten für die Einrichtungen (Pflegeheim, Kurzzeitpflege) ebenso genutzt werden, wie für einen Mittagstisch für Externe und Angebote von Essen auf Rädern. Durch einen Restaurantbetrieb würde nicht nur die Versorgung mit Esskomponenten, sondern auch eine Esskultur, insbesondere für Alleinstehende befördert werden.

Abbildung 3: Komplementäre Funktionen des Pflegekompetenzzentrums

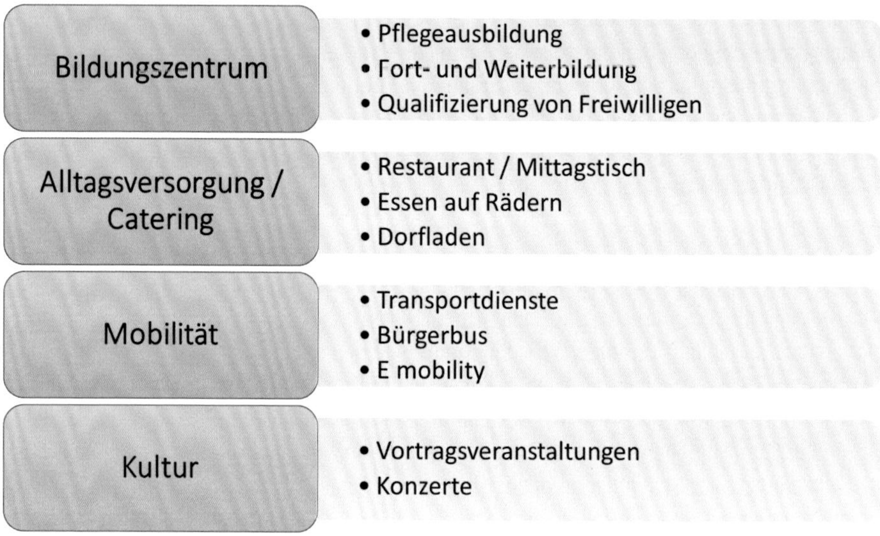
Bildungszentrum
• Pflegeausbildung
• Fort- und Weiterbildung
• Qualifizierung von Freiwilligen
Alltagsversorgung / Catering
• Restaurant / Mittagstisch
• Essen auf Rädern
• Dorfladen
Mobilität
• Transportdienste
• Bürgerbus
• E mobility
Kultur
• Vortragsveranstaltungen
• Konzerte

Quelle: Klie/Monzer

Pflegerische und gesundheitliche Versorgung ist häufig auch an Mobilitätsanforderungen geknüpft. Die organisatorische Verortung von Transportdiensten mit einem integrierten, intelligenten, ggf. digital vernetzten und gesteuerten Mobilitätsangebot wäre durchaus sinnvoll und funktional an das Pflegekompetenzzentrum anzudocken.

Bei Fragen der Langzeitpflege, bei der Frage, ob gutes Leben unter Bedingung von Pflegebedürftigkeit gelingt, geht es nicht nur um Versorgung, sondern auch – und zentral – um Fragen der Kultur. Auch dieser Dimension wäre in einem Pflegekompetenzzentrum Raum zu geben. Zumeist verfügen Krankenhäuser über größere Räumlichkeiten, die geeignet sind, um für kulturelle und Vortragsveranstaltungen genutzt zu werden. Sie können Orte bürgerschaftlicher Beteiligungsprozesse für die Entwicklung regionaler und örtlicher Pflegekulturen und -strukturen sein und so den Diskurs um Compassionate Region bzw. Caring Communitys (vgl. Sempach et al. 2023; Klie 2020) befördern und ihnen einen Ort geben.

2.1.8 Rechtsfragen und Steuerungslogiken

Bei der Realisierung eines Pflegekompetenzzentrums sind die sehr unterschiedlichen Steuerungslogiken aus dem SGB V, XI und XII ebenso zu berücksichtigen wie Fragen des Wettbewerbsrechts. Der Bereich der Langzeitpflege ist durch eine recht radikale Wettbewerbsorientierung geprägt, der Sektor der gesundheitlichen Versorgung durch vielfältige Steuerungsinstrumente der Selbstverwaltung respektive der jeweiligen Kassen. Es ist nicht trivial, diese unterschiedlichen Steuerungstechniken, -logiken und dahinter stehenden Interessen im Sinne einer effizienten Versorgungsstruktur zu bündeln.

Keineswegs kann ein Pflegekompetenzzentrum als monolithischer und allround-Anbieter alle Angebote integrieren. Dies wäre mit der pluralen Anbieterstruktur im Bereich der Langzeitpflege und des Gesundheitswesens in aller Regel nicht kompatibel. Allenfalls dort, wo die Versorgung überhaupt nicht mehr sichergestellt werden kann, wäre eine solche Konstruktion denkbar. Von größter Bedeutung ist die Einbindung eines Pflegekompetenzzentrums sowohl als Institution als auch als Case Management-Organisation in die regionalen Koordinierungs-, Abstimmungs- und Planungsstrukturen und -verfahren. Nur auf diese Weise kann eine Akzeptanz erzeugt und können aufeinander bezogene Angebotsstrukturen entwickelt und implementiert werden. In aller Regel wird sich ein regionales Pflegekompetenzzentrum als Dach für unterschiedliche Rechtsträger etablieren und organisieren müssen, unter dem sie ihre Angebote in dem Gebäudekomplex des ehemaligen Krankenhauses verorten. Leistungserbringungsrechtlich könnten die Potenziale und Optionen von Innovationsklauseln und -programmen sowohl im Gesundheits- als auch im Bereich der Langzeitpflege genutzt werden (integrierte Versorgungsverträge, Innovationsfonds, etc.). Insofern könnten sich Pflegekompetenzzentren in besonderer Weise als Werkstätten für innovative Leistungserbringungsformen und gesundheitsökonomische Steuerungsmodelle profilieren und auf diese Weise auch pflegepolitisch eine hohe Attraktivität als Orte modellhafter Innovation gewinnen.

Pflegekompetenzzentren verstehen sich als ein Beitrag zur Überwindung rein wettbewerblicher und auf Konkurrenz hin angelegter Strukturen im Bereich der Langzeitpflege und der gesundheitlichen Versorgung. Allenthalben wird insbesondere im Bereich der Langzeitpflege die Problematik der reinen Marktsteuerung erkannt. Pflegekompetenzzentren können auch einen Beitrag dazu leisten, dass die Frage der Infrastrukturentwicklung im Bereich der Langzeitpflege wieder stärker in öffentliche, kommunalpolitische und sozialplanerische Zusammenhänge gerückt wird.

2.2 Das Pflegekompetenzzentrum als Case Management-Organisation im Rahmen der kommunalen Daseinsfürsorge

Das Pflegekompetenzzentrum ist zum einen eine Organisation und Institution, mit klaren, ihr zugeschriebenen Aufgaben in der Langzeitpflege, mit den sinnvollen und notwendigen Verschränkungen mit dem GKV-System. Es wird zum anderen aber auch als Case Management-Organisation verstanden. Ein solches Verständnis, das die Pflegekompetenzzentren als virtuelle Struktur versteht, soll entscheidend dazu beitragen, dass die „Fälle" der Menschen, die Unterstützung benötigen und Leistungen in Anspruch nehmen, nicht nur im Mittelpunkt des Organisationsgeschehens stehen. Ihre Fälle sind zugleich Initiatoren, die die beteiligten Organisationen den Bedürfnissen der alten und pflegebedürftigen Menschen anpassen.

Dieser bottom-up-Ansatz, der für das Case Management konzeptionell prägend ist, und immer dann benötigt wird, wenn der Umgang mit den zur Verfügung stehenden Angebotsstrukturen für die Menschen zusätzliche Schwierigkeiten mit sich bringt, kann auch als Gegengewicht verstanden werden, um bei den zentralisierten Angeboten eines Pflegekompetenzzentrums individuelle Versorgung sicherzustellen. Damit übernimmt das Handlungskonzept Case Management die Aufgabe, zwischen den privaten und informellen Sorge-Aktivitäten (Care) der Einzelnen, der Familien, der Nachbarschaften oder Gemeinwesen und den öffentlichen, formellen Angeboten so zu vermitteln, dass bestehende Ressourcen und individuelle Ziele der Lebensgestaltung erhalten bleiben können. Eine Case Management-Organisation übernimmt dabei folgende Aufgaben:

- Sicherstellung des rechtzeitigen Zugangs zu den öffentlichen Angeboten bzw. Ressourcen, wenn die Versorgung Einzelner und ihrer Familien dies erfordert. Dazu muss die Case Management-Organisation regelmäßig überprüfen, ob sie dieses Ziel erreicht und welche Fallkonstellationen das Risiko haben, nicht unterstützt oder nicht erkannt zu werden. Case Management-Organisationen müssen also sensitiv für die in ihrem Einzugsbereich möglichen Bedarfskonstellationen sein.

  Die hinweisgebenden und zuweisenden Stellen (z. B. Entlassmanagement, Ämter, Stadtteilinitiativen) sind integraler Bestandteil des regionalen Pflegekompetenzzentrums. Gleichzeitig ist es seine Aufgabe, die Kriterien für den Zugang regelmäßig zu überprüfen und anzupassen.

- Case Management-Organisationen müssen in der Lage sein, die bestehenden Angebote so zu differenzieren, dass diejenigen, die mit den Regeldiensten selbstständig zurechtkommen, dies ohne große Einschränkungen ausführen können. Für regelhafte schwierige bzw. chronische Fallkonstellationen (z. B. Diabetes, COPD) haben Case Management-Organisationen den Zugriff auf spezifische Versorgungsnetzwerke oder zumindest auf die benötigten und kooperationsbereiten Leistungserbringer. Case Management-Fälle, die sich dadurch auszeichnen, dass spezielle Lösungen (angepasste Angebote, besondere Kooperationen, kontinuierliche Begleitung und Wirkungskontrolle) entwickelt werden müssen, sind meist nur ein kleiner Teil der Klientel von Case Management-Organisationen.

- Case Management-Organisationen sind mit ihrer Aufbau- und Ablauforganisation in der Lage, mit den Impulsen und Vorgaben aus den Fällen (aufbereitet durch Sozialplanung und Controlling) sowie den organisationalen und politischen Gegebenheiten Entscheidungen zur Angebotsentwicklung und -steuerung des Versorgungssegments (Pflege und Gesundheit) zu treffen. Sie beziehen dabei auch Erkenntnisse aus anderen „benachbarten" Bereichen (z. B. Hilfen für Menschen mit Behinderung) ein.

  Die strategische Ebene der Case Management-Organisation vereint die relevanten Entscheidungsträger (beim Pflegekompetenzzentrum sind das die Kommunen, ggf. mit ihren zivilgesellschaftlichen Beteiligungsformaten und die regional zuständigen Leistungsträger, i. d. R. die Pflegekassen).

- Ein essenzieller Bestandteil von Case Management-Organisationen sind die Anbieter von Maßnahmen. Sie verfügen über zielgruppenspezifische Kenntnisse, mit denen sie die Case Management-Organisation fachberaten. Zudem entwickeln sie Angebote im Markt, indem sie Finanzierungsvorgaben umsetzen, auf die das Case Management angewiesen ist.

Die Berücksichtigung all dieser Aufgaben führt zu einer komplexen Struktur, die sich im Fall des Pflegekompetenzzentrums wie in Abbildung 4 darstellt. Über den QR-Code bzw. unter dem folgenden Link können Sie die Abbildung zur besseren Lesbarkeit in einer höheren Auflösung herunterladen: dak.de/reko-evaluation

Abbildung 4: Das Pflegekompetenzzentrum als Case Management-Organisation

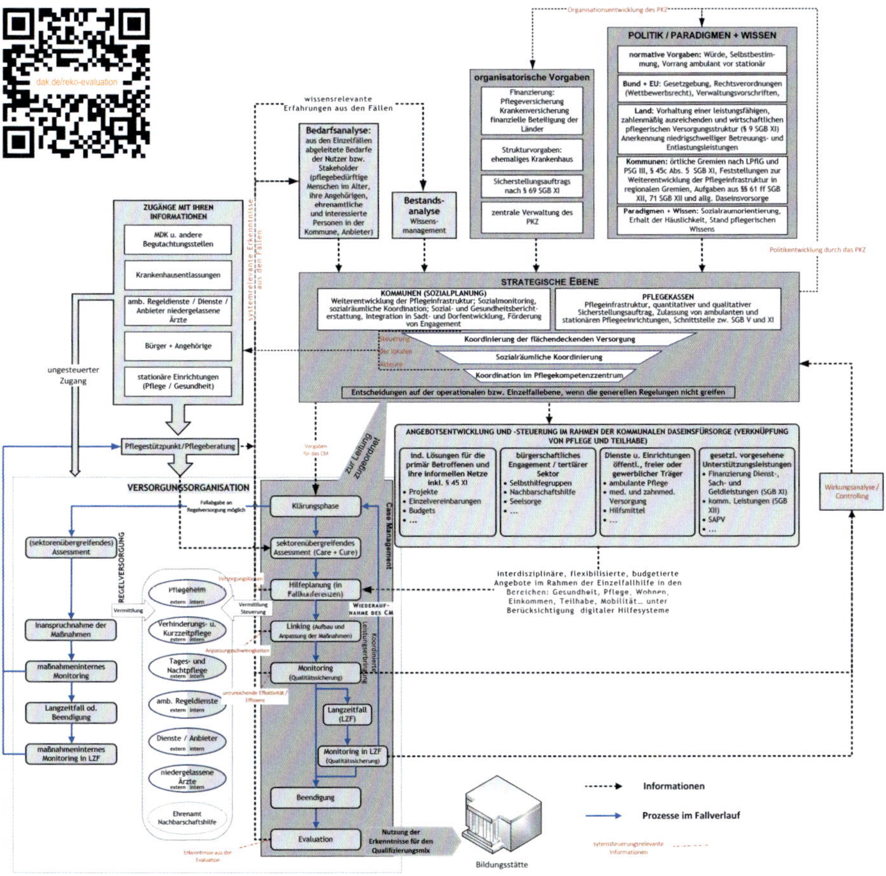

Quelle: Monzer/Klie[1]

1 Dieses Diagramm ist eine Weiterentwicklung einer Darstellung von C. Reis in Bohrke-Petrovic S., Göckler R., Grathwol U., Kleffner-Zimmermann A., Monzer M., Poetzsch J., Reis C., Schulz A., Schuppke M., Siebert J. 2007.

2.2.1 Struktur und Prozesse der Case Management-Organisation

Im Pflegekompetenzzentrum steht der Case Management-Prozess als bottom-up-Vorgehen im Mittelpunkt, das durch weitere organisatorische und politische Vorgaben ergänzt wird. Der Rahmen für das Konzept des Pflegekompetenzzentrums wird durch normative, gesetzliche und fachliche Vorgaben sowie Spielregeln auf dem (Quasi-)Markt der Langzeitpflege und dem komplementären System der GKV und der kommunalen Aufgaben bestimmt – etwa aus dem SGB XII. In diesem Rahmen setzen die Pflegekompetenzzentren sozialräumlich an, um in einem weiten Verständnis von kommunaler Daseinsfürsorge (vgl. Schmidt 2018), beauftragt durch den Einzelfall, gemeinwesenorientiert und bedarfs- sowie bedürfnisgerecht Versorgung zu organisieren.

Damit schließt sich die Case Management-Organisation dem Konzept der lernenden Organisation an und konkretisiert die Vorgänge durch die individuelle Behandlung der systemkritischen Fälle. Während schwierige Fallkonstellationen üblicherweise als Ausnahmen mit viel Aufwand behandelt werden, leitet Case Management gerade aus diesen Fällen Organisationsentwicklungsimpulse ab. Dieses Vorgehen ist immer dann sinnvoll, wenn man mit Zielgruppen oder gesellschaftlichen Veränderungen zu tun hat, die Fragen aufwerfen, auf die die bisherige Versorgungspolitik und -struktur keine ausreichenden Antworten hat. Der demografische Wandel stellt die derzeitige Organisation der Unterstützungen für alte und pflegebedürftige Menschen vor ungelöste Herausforderungen, sodass gerade in diesem Bereich Case Managementwissen zu einer wichtigen Quelle von Ideen und Änderungsvorschlägen wird.

Damit das Merkmal der lernenden Organisation tatsächlich erfüllt ist, müssen sich die im Pflegekompetenzzentrum beteiligten Stellen und Programme, aber auch die Haltung der Mitarbeitenden, die direkt oder indirekt mit den Fällen der Menschen arbeiten, an diesem Verständnis orientieren (vgl. Monzer 2018).

Der systematische Einfluss der Fallarbeit auf die Organisations- und Strukturentwicklung dient in mehrfacher Weise als Instrument der Case Management-Organisation:

- Systemkritische Fälle geben Hinweise auf Versorgungslücken, Schwierigkeiten bei der Anpassung bestehender Hilfen und auf ineffektive und ineffiziente Angebote.
- Sie sind damit auch Frühindikatoren für verändernde Nachfragekonstellationen
- und geben Hinweise auf Entbürokratisierungspotenziale.
- Die Kommunikation über die organisierte Unterstützungsarbeit nutzt einen bereichsübergreifend etablierten Prozess und fördert damit die Vernetzung.
- Fälle und Fallkonstellationen werden zur Referenzgröße bei politischen und organisationsbezogenen Entscheidungen und dienen zur Differenzierung der Versorgung.

2.2.2 Die elementaren Bestandteile einer Case Management-Organisation

Die Case Management-Organisation besteht üblicherweise aus mehreren Elementen (vgl. Abbildung 4):

Der **Fallbearbeitungsprozess** besteht im Case Management aus der Klärungsphase (Erstberatung), dem Assessment, der Hilfeplanung, dem Linking, dem Monitoring und der Evaluation. Die systematische Abfolge dieser Schritte garantiert, dass die Notwendigkeit und Durchführung von Individualisierung der Unterstützungsstrategien für die einzelnen Fälle und in der Folge für die Organisations- und Strukturentwicklung nachgewiesen werden kann. Der Prozess fördert zugleich die Festigung von Kooperationsbeziehungen (Netzwerkbildung), wodurch sich in der Fallarbeit ein breiteres Spektrum an Entscheidungsmöglichkeiten eröffnet und damit die Synergieeffekte des Pflegekompetenzzentrums unterstreicht, vor allem, wenn Case Management als Ansatz in möglichst vielen Bereichen des Pflegekompetenzzentrums gilt.

Für den systematischen und methodisch unterlegten Übergang von der Fall- auf die Systemebene dienen zunächst die im Fall entwickelten Hilfeplanungen. Werden dort Ziele formuliert, für die es keine Angebote gibt (z. B. altersangemessene Pflegeumgebung für junge, pflegebedürftige Menschen) verweist dies auf **Versorgungslücken**. Existieren Angebote, die aber im Linking nicht an die individuellen Erfordernisse angepasst werden können, sind **Anpassungsschwierigkeiten** in der Angebotslandschaft festzustellen. Beobachtet man im Monitoring eine fehlende Wirkung von Angeboten in Bezug auf die Zielstellung, weist dies auf **Effektivitäts- bzw. Effizienzprobleme** hin. Während in diesen Bezügen die Fälle der Systementwicklung dienen, sind es strategische Entscheidungen des Systems, die sich über die **Fallauswahl** (in der Klärungsphase) auswirken und damit nachfolgend Erkenntnisse fördern, aber auch behindern können.

Die Information aus den Fällen kann nicht ohne vorherige Aufbereitung für eine systembezogene Steuerung genutzt werden. Deshalb ist es erforderlich, eine **Bedarfsanalyse** für die Region aus den Einzelfällen abzuleiten. Im Rahmen des Pflegekompetenzzentrums sollte die Bedarfsanalyse durch die kommunale Sozialplanung durchgeführt werden, wobei es notwendig wäre, dieser Funktion weitere Kräfte zuzuordnen, die sich vor allem im Bereich der Sozial- und Gesundheitsberichterstattung (**Bestandsanalyse/Wissensmanagement**) auskennen.

Organisatorische Vorgaben spielen neben fallbezogenen Inputs eine wichtige Rolle für die Weiterentwicklung der kommunalen Versorgung und des Pflegekompetenzzentrums. Trotz möglicher Einschränkungen individueller Erfordernisse sind Organisationsfestlegungen entscheidend für die Qualität des Case Managements, insbesondere hinsichtlich der Strukturqualität wie Personalausstattung, Finanzierung und bauliche Gegebenheiten. Bei der Entwicklung des Pflegekompetenzzentrums sollte besonderes Augenmerk auf eine passende interdisziplinäre Verwaltungs- und Leitungsstruktur gelegt werden, die Konkurrenzen zwischen Berufsgruppen vermeidet und die spezifischen Aufgabenstellungen berücksichtigt. Als besonders effektiv haben sich gemeinsame Qualifizierungen zum Handlungskonzept Case Management erwiesen.

Politik und Gesellschaft formulieren normative Vorgaben und Aufgaben für Case Management-Organisationen, die durch Gesetzgebung auf verschiedenen Ebenen geregelt werden und die Kooperation zwischen Kommunen, Sozialversicherungsträgern und Leistungserbringern im Rahmen des Pflegekompetenzzentrums ermöglichen. Dabei müssen auch gesellschaftliche und fachliche Paradigmen wie z. B. Sozialraumorientierung und der Primat des Erhalts der Häuslichkeit berücksichtigt werden, die sich sowohl in individuellen Hilfeplänen als auch in der Angebotsentwicklung widerspiegeln.

Auf der **strategischen Ebene** des Pflegekompetenzzentrums kooperieren Kommunen und Pflegekassen, um zukunftsfähige Versorgungsstrukturen für alte und pflegebedürftige Menschen zu entwickeln, wobei sie ihre Aktivitäten auf den jeweiligen Sozialraum konzentrieren und transparent in der Öffentlichkeit darstellen müssen. Das Pflegekompetenzzentrum erfordert eine gesteigerte Form der Kooperation, die sich in einer einzigen Versorgungsorganisation manifestiert.

Die eigentliche Gestaltungsmöglichkeit der strategischen Ebene einer Case Management-Organisation liegt in der Angebotsentwicklung und -steuerung, die sich im Rahmen des Pflegekompetenzzentrums der kommunalen Daseinsfürsorge verpflichtet. Der Blickwinkel auf die Versorgungslandschaft wird dabei durch das Verständnis des Wohlfahrtsmix (Roß 2015) geprägt.

2.2.3 Transfer der Vorgaben zur Case Management-Organisation auf das Pflegekompetenzzentrum

Die erfolgreiche Implementierung einer Case Management-Organisation im Pflegekompetenzzentrum hängt entscheidend davon ab, dass Einzelfälle systematisch für die Versorgungssteuerung genutzt werden. Eine bloße Bearbeitung komplexer Fälle nach dem mehrstufigen Verfahren, ohne konsequenten Bezug zum Gesamtsystem, würde wertvolles Entwicklungspotenzial ungenutzt lassen. Überdies würde ein derart reduziertes Vorgehen die erwünschten Prozessintegrationen einschränken, da die monodisziplinäre und -professionelle Herangehensweise die Komplexität reduziert, berufsständische Egoismen fördert und innovative, mutige Lösungsansätze im Umgang mit den „Fällen" erschwert.

Case Management kann für das Pflegekompetenzzentrum eine Pacemaker-Funktion erlangen, da die räumliche Konzentration unterschiedlicher Leistungen und Professionen noch keine bedürfnisgerechte Versorgung garantiert. Viel wird davon abhängen, welche Fälle im Rahmen von Case Management versorgt werden können und wie dabei mit den besonderen methodischen Anforderungen, mit den zur Verfügung gestellten Ressourcen umgegangen werden kann.

Ein kritischer Erfolgsfaktor ist erfahrungsgemäß die Implementierungsstrategie. Im Rahmen der Implementierungen der regionalen Pflegekompetenzzentren an verschiedenen Standorten hat sich ein Verfahren bewährt, das

1. Zusammenstellung folgender Akteure aus der Region erfordert:
   - Mitarbeitenden der operative Ebene aus den wichtigsten, relevanten Arbeitsfeldern
   - organisatorische/politische Entscheidungsträger der Kommune und der Pflegeversicherung
   - konzeptionell-planerische Ebene der Kommune
2. Verständigung auf die problematischen bzw. unversorgten im relevanten Versorgungsbereich (Fallauswahlkriterien [z. B. Komplexität, biografischer Übergang, hohe Akteursdichte] reichen nicht aus!)
3. Zuordnung der kritischen Versorgungskonstellationen nach Anlässen (personale Probleme, Ablehnung durch das System, vollständige und teilweise Versorgungslücken, Überlastung im bestehenden System) und notwendigen Case Management-Schritten:
   - Assessment – Probleme sind derzeit nicht rechtzeitig, vollständig, anschlussfähig, für die Planung und Entscheidungsfindung ausreichend erfasst, konsentiert und aufbereitet.
   - Hilfeplanung – In diesen Fällen werden Ziele formuliert, für die keine erreichbaren Angebote zur Verfügung stehen.
   - Linking – Bestehende Angebote können nicht oder nur mit erheblichem steuerndem oder finanziellem Aufwand genutzt werden.
   - Monitoring – Die kontinuierliche Fallverantwortung/-begleitung kann schnittstellenübergreifend nicht gewährleistet werden.
4. Ableitung einer Case Management-Strategie für jede problematische Versorgungskonstellation

Es gibt keine allgemeingültige Regel für die Ansiedlung des Case Managements bei einem bestimmten Träger oder innerhalb einer Organisation. Eine anfängliche Zuordnung des Case Managements zur Leitung ist ein sinnvoller Schritt. Langfristig sollte sich die Effektivität der Fallsteuerung durch die Qualität der Zusammenarbeit mit den Anbietern zeigen.

Die Einbindung der bisherigen Leistungserbringenden in der Region des Pflegekompetenzzentrums ist unerlässlich, da nur ihre Kooperationsbereitschaft eine häusliche Versorgung gewährleistet. Besonders in ländlichen Regionen muss das Mobilitätsproblem frühzeitig adressiert werden. Es ist nicht realistisch anzunehmen, dass ältere und pflegebedürftige Menschen das Pflegekompetenzzentrum ohne Weiteres aufsuchen können. Daher muss das Case Management in solchen Fällen eine hohe Bereitschaft zeigen, die Menschen in ihren Häusern und Wohnungen zu beraten.

Grundsätzlich ist von einer Vorlaufzeit von mehreren Monaten auszugehen, um Verwerfungen oder Ablehnungen gegenüber dem neuen Steuerungskonzept zu vermeiden (Amelung 2007).

Die Schnittstelle zwischen Case Management und Kommune ist aufgrund der bereits bestehenden sozialplanerischen Funktion bei den Landkreisen ebenfalls mit Bedacht einzuführen. Andernfalls setzt man die Schnittstelle zwischen Fall und System aufs Spiel.

Case Management wird in seiner advokatorischen Funktion zugunsten seiner Klientinnen und Klienten auch Konflikte auslösen, z. B. dann, wenn vermehrt externe Angebote gegenüber Pflegekompetenzzentrum internen bevorzugt werden, weil sie in den betreffenden Fällen wohnortnäher sind. Ein weiterer, für das Case Management typischer Konfliktherd ergibt sich häufig aus der anspruchsvollen Fallbearbeitung, die auch von den Kooperationspartnerinnen und -partnern zusätzliche Aufwände und damit Ressourcen verlangt. Wird das Case Management in solchen Situationen zurückgestuft, kann eine Organisation, die sich auf dieses Handlungskonzept beruft, in die Krise geraten.

Mittlerweile liegen Implementationserfahrungen für Case Management-Organisationen vor, die nicht nur die wesentlichen Fragen und Etappen kennen, sondern auch die Fehler beschrieben haben (Boksberger et al. 2011), die häufig zu missglückten Umsetzungen führen.

3. Zusammenfassung und Ausblick

Die von der DAK-Gesundheit entwickelte Konzeptidee von regionalen Pflegekompetenzzentren, die u. a. der Konversion von (ländlichen) Krankenhäusern dient, wurde von den Autoren aufgegriffen und konzeptionell ausgearbeitet. Dabei wird das Pflegekompetenzzentrum als Zweisäulenmodell beschrieben, zunächst als

- eine Institution der regionalen Daseinsvorsorge in der Langzeitpflege und gesundheitlichen Versorgung
- Case Management-Organisation der Daseinsvorsorge in der Langzeitpflege.

Ein Pflegekompetenzzentrum kann – so die damalige und aktuelle Einschätzung – einen wesentlichen Beitrag zu einer integrierten und bedarfsgerechten Infrastruktur insbesondere in unterversorgten und strukturschwachen Regionen leisten. In seiner Bündelungsfunktion kann es sich als eine effiziente, bisher schwer zu behandelnde Schnittstellen überwindende Institution des Pflege- und Gesundheitswesens bewähren, das in einem wohlfahrtspluralistischen Ansatz nicht nur formelle Leistungen, sondern auch die Solidaritätsleistungen der An- und Zugehörigen sowie der von Freiwilligen getragenen Beiträge zur Sorge integriert.

Es ermöglicht neue Steuerungsoptionen auf der regionalen und kommunalen Ebene hinsichtlich der Infrastrukturentwicklung und kann einen Beitrag zur Entwicklung einer örtlichen Kultur der Sorge leisten. Es ist eingebettet in und von Rahmenbedingungen geprägt, die auf der einen Seite wettbewerblich geprägt sind (Langzeitpflege) und auf der anderen Seite eine hohe Steuerungsdichte aufweisen (Gesundheitswesen). Diese sind in intelligenter Weise zu berücksichtigen und zu überführen in eine Public Health, ökonomischen Konzepten folgende Steuerung. Nicht nur die Bündelung von Infrastrukturbestandteilen für die Langzeitpflege, sondern insbesondere auch der Aufbau einer Case Management-Organisation in der Langzeitpflege gehören zu den zentralen Profilen eines Pflegekompetenzzentrums. Die diesbezüglichen, als notwendig erachteten Prozesse und Strukturen wurden beschrieben und dargetan. Insofern bedarf es in zweifacher Hinsicht der Investitionen zum Aufbau von Pflegekompetenzzentren: In die Infrastruktur und in die (Case Management) Prozesse.

Pflegekompetenzzentren weisen eine Reihe von Attraktoren auf, die nachfolgend noch einmal zusammengefasst werden sollen: Sie können die Lebens- und Versorgungssituationen von auf Pflege angewiesenen Menschen deutlich verbessern. Das gilt auch für An- und Zugehörige, die auf bedarfsgerechtere Hilfen und Entlastungsangebote zurückgreifen können. Schnittstellenprobleme zwischen dem Pflege- und Gesundheitswesen ließen sich bearbeiten, Kooperationsstrukturen und -kulturen entwickeln, die bislang durch eine überwiegend wettbewerbliche Ausrichtung eher behindert werden. Leistungserbringungsrechtlich ließen sich neue, effiziente Versorgungsarrangements gestalten. Zentrale Akteure, wie die der Kommunen und der Pflege- und Krankenkassen würden ihre Steuerungsfunktionen aufeinander bezogen wahrnehmen. Durch die Einbeziehung der Bürgerinnen und Bürger ließe sich das Thema Langzeitpflege zu einem kommunalpolitischen erheben und Schritte in Richtung der Entwicklung einer örtlichen Sorgekultur unterstützen. In vieler Hinsicht nimmt das Konzept der Pflegekompetenzzentren Forderungen aus dem Papier zur Strukturreform Pflege und Teilhabe (vgl. Hoberg et al. 2013) auf. Auch bewegt sich das Konzept der Pflegekompetenzzentren ganz auf der Linie des Siebten und Neunten Altenberichts der Bundesregierung, in dem die lokale und kommunale Infrastrukturentwicklung in der Langzeitpflege in den Mittelpunkt der Analysen und Beratungen gestellt wurden. Pflegekompetenzzentren wären überdies aufgerufen und eher als andere Versorgungseinheiten in der Lage, lebenslagenspezifisch auf Bedarfssituationen zu reagieren und könnten einen wesentlichen Beitrag zu einer angepassten, kooperativen und gemeinwirtschaftlichen Infrastrukturentwicklung leisten.

Das Konzept der Pflegekompetenzzentren diente als konzeptionelle Basis von ReKo und wurde – wie bereits in der Vorbemerkung angedeutet – in Teilen modifiziert. Das Konzept der Pflegekompetenzzentren wurde von den Autoren auch an weiteren Standorten im Auftrag der DAK-Gesundheit für Organisationsentwicklungsprozesse aufgegriffen. Dies gilt etwa für den Konversionsprozess des Krankenhauses in Marktheidenfeld, die kommunalpolitischen Auseinandersetzungen im Zusammenhang mit der Schließung des Krankenhauses in Hersbruck, die Erweiterung von Versorgungsangeboten und dem Aufbau einer Case Management-Organisation im Kreiskrankenhaus des Saarpfalz-Kreises St. Ingbert, sowie im Krankenhaus Prenzlau in der Uckermark. Überall zeigte sich die grundsätzliche Eignung und strategische Relevanz des Ansatzes des Pflegekompetenzzentrums für die Beantwortung aktueller Herausforderungen in den Transformationsprozessen der gesundheitlichen und pflegerischen Versorgung. Seit Formulierung des Konzeptes der Pflegekompetenzzentren haben sich sowohl die demografischen, strukturellen aber auch gesundheitspolitischen Rahmenbedingungen deutlich weiterentwickelt. Gerade vor diesem Hintergrund gewinnt der Ansatz der Pflegekompetenzzentren auf drei Ebenen an Relevanz:

1. Zur Sicherstellung einer bedarfsgerechten und effizienten Versorgung pflegebedürftiger Menschen in den Regionen.
2. Für die kommunalpolitische Flankierung der Restrukturierung im Gesundheitsweisen (insbesondere Krankenhausschließungen), die in den begleiteten Projekten ebenso eine Rolle spielen wie im Zusammenhang mit der aktuellen Krankenhausreform.
3. Im Zusammenhang mit dem zum Teil dramatischen Fachkräftemangel sowohl in der pflegerischen als auch medizinischen Versorgung.

Im ReKo-Projekt konnten mit dem Ansatz der Pflegekompetenzzentren wichtige Erfahrungen gesammelt werden.

Literaturverzeichnis

Amelung, Volker Eric (Hg.) (2007). Managed Care. Neue Wege im Gesundheitsmanagement. Mit 17 Fallstudien aus den USA, Großbritannien und Deutschland. 4. Aufl. Wiesbaden, Gabler Verlag; Gabler.

Bohrke-Petrovic S., Göckler R., Grathwol U., Kleffner-Zimmermann A., Monzer M., Poetzsch J., Reis C., Schulz A., Schuppke M., Siebert J. (2007). Interaktion zur Integration. Ein praxisorientierter Leitfaden zur Beratung im SGB II. Bundesagentur für Arbeit. Nürnberg.

Boksberger, Philipp/Schuckert, Markus/Anderegg, Roland/Aubke, Florian/Bayer, Jannes/Conrady, Roland/Doctor, Marut/Fichert, Frank/Filk, Christian/Freyer, Walter/Gasser, Rahel/Groß, Sven/Hartmann, Rainer/Heeb-Lendi, Monika/Herwig, Michaela/Gainsford, Yvonne Herzig/Kagermeier, Andreas/Keßler, Alexander/Klophaus, Richard/Kröger, Katharina/Lang, Andrea/Lumma, Kathleen/Lund-Durlacher, Dagmar/Luthe, Tobias/Mair, Michael/Müller, Sabine/Nyffenegger, Franziska/Öhlböck, Petra/Pechlaner, Harald/Peters, Mike/Reuter, Christopher/Riegler, Barbara/Romer, Daniel/Roth, Ralf/Schatzmann, Clarissa/Schnyder, Marc/Schröder, Alexander/Schuler, Alexander/Stangl, Brigitte/Steffen, Dagmar/Stummer, Katharina/Stumm, Nathalie/Taufer, Barbara/Thimm, Tatjana/Wydler, Christoph/Wyss, Romano (2011). Innovationen in Tourismus und Freizeit. Hypes, Trends und Entwicklungen. Berlin, Erich Schmidt Verlag.

Burgi, Martin (2013). Kommunale Verantwortung und Regionalisierung von Strukturelementen in der Gesundheitsversorgung. Baden-Baden, Nomos Verlagsgesellschaft.

Gruhl, Matthias (2023). Solidarisch, gerecht und kurzfristig umsetzbar. Zehn Reformvorschläge für ein zukunftsfähiges Gesundheits und Pflegewesen. FES diskurs. Online verfügbar unter https://library.fes.de/pdf-files/a-p-b/20713.pdf (abgerufen am 30.12.2023).

Hoberg, Rolf/Klie, Thomas/Künzel, Gerd (2013). Strukturreform Pflege und Teilhabe. Langfassung. Freiburg, FEL Verlag Forschung – Entwicklung – Lehre.

Klie, Thomas (2016). Pflegereport 2016. Palliativversorgung: Wunsch, Wirklichkeit und Perspektiven. Hg. von Herbert Rebscher/DAK-Gesundheit. Heidelberg, medhochzwei Verlag.

Klie, Thomas (2020). Caring Community. Beliebiger Dachbegriff oder tragfähiges Leitbild in der Langzeitpflege? In: Bundeszentrale für politische Bildung (bpb) (Hg.). Pflege. Praxis – Geschichte – Politik. Aus Politik und Zeitgeschichte (APuZ); Schriftenreihe Band 10497. Bonn, 26–41.

Klie, Thomas (2022). Pflegereport 2022. Häusliche Pflege – das Rückgrat der Pflege in Deutschland. Analysen, Befunde, Perspektiven. Hg. von Andreas Storm. Heidelberg, medhochzwei Verlag.

Klie, Thomas (2024a). Pflegereport 2024. Die Baby-Boomer und die Zukunft der Pflege – Beruflich Pflegende im Fokus. Hg. von Andreas Storm/DAK-Gesundheit. Heidelberg, medhochzwei Verlag.

Klie, Thomas (2024b). Pflegenotstand – Eine Streitschrift. Stuttgart Hirzel.

Klie, Thomas/Monzer, Michael (2018). Regionale Pflegekompetenzzentren. Innovationsstrategien für die Langzeitpflege vor Ort. Heidelberg, medhochzwei Verlag.

Klie, Thomas/Monzer, Michael (2022a). Case Management-basierte sektorenübergreifende Kurzzeitpflege – Teil 1. NDV Nachrichtendienst des Deutschen Vereins für öffentliche und private Fürsorge e. V. 102 (10), 478–485

Klie, Thomas/Monzer, Michael (2022b). Case Management-basierte sektorenübergreifende Kurzzeitpflege – Teil 2. NDV Nachrichtendienst des Deutschen Vereins für öffentliche und private Fürsorge e. V. 102 (11), 528–537.

Klie, Thomas/Roß, Paul-Stefan (2005). Wie viel Bürger darf's denn sein!? Bürgerschaftliches Engagement im Wohlfahrtsmix – eine Standortbestimmung in acht Thesen. In: Bürgerschaftliches Engagement. Unbegrenzte Möglichkeiten? Archiv für Wissenschaft und Praxis der sozialen Arbeit 36 (4), 20–43. Hg. v. Dieter Döring. Berlin, Deutscher Verein für öffentliche und private Fürsorge e. V.

Köcher, Renate (2024). Erosion des Gesundheitswesens. Die Sorge um die Zukunft der ärztlichen Versorgung wächst rapide an. Frankfurter Allgemeine Zeitung vom 25.07.2024, 8.

Monzer, Michael (2018). Case Management Organisation. Heidelberg, medhochzwei Verlag.

Nussbaum, Martha (1999). Gerechtigkeit oder Das gute Leben. Frankfurt am Main, Suhrkamp Taschenbuch Wissenschaft.

Roß, Paul-Stefan (2015). Governancekompetenz und Case Management: Regiefunktion in komplexen Handlungsfeldern. Case Management 12 (1), 7–13.

Schmidt, Thorsten Ingo (2018). Daseinsvorsorge aus rechtswissenschaftlicher Perspektive. In: Thomas Klie/Anna Wiebke Klie (Hg.). Engagement und Zivilgesellschaft. Expertisen und Debatten zum Zweiten Engagementbericht. Wiesbaden, Springer-Verlag, 269–338.

Sempach, Robert/Steinebach, Christoph/Zängl, Peter (Hg.) (2023). Care schafft Community – Community braucht Care. Wiesbaden, Springer Fachmedien Wiesbaden GmbH.

Teil B

Erkenntnisse aus dem G-BA-Modellprojekt „Regionales Pflegekompetenzzentrum“ (ReKo)

Manfred Hülsken-Giesler, Frank Teuteberg, Tim Arlinghaus, Philipp Bläser, Janet Cordes, Jonas Hammer, Isabel Jalaß, Patricia Kajüter Rodrigues, Kevin Kus, Nicole Ruppert, Lena Marie Wirth

4. Regionale Case Management-Organisation mit digitalem Ökosystem

4.1 Die ReKo-Case Management-Organisation

Ausgehend von der Definition der Deutschen Gesellschaft für Care und Case Management (DGCC 2020) ist Case Management

> *„eine Verfahrensweise in Humandiensten und ihrer Organisation zu dem Zweck, bedarfsentsprechend im Einzelfall eine nötige Unterstützung, Behandlung, Begleitung, Förderung und Versorgung von Menschen angemessen zu bewerkstelligen. Der Handlungsansatz ist zugleich ein Programm, nach dem Leistungsprozesse in einem System der Versorgung und in einzelnen Bereichen des Sozial- und Gesundheitswesens effektiv und effizient gesteuert werden können“.*

Das grundlegende Konzept zum Case Management-Projekt „Regionales Pflegekompetenzzentrum“ (ReKo) wurde von Klie und Monzer (2018) entwickelt. In diesem Ansatz basiert ein regionales Pflegekompetenzzentrum auf zwei zentralen Institutionalisierungen: Über eine *„örtliche Infrastruktureinrichtung im Rahmen der Daseinsvorsorge“* könnten erstens regional verfügbare gesundheits- und pflegerelevante und -assoziierte Dienstleistungen und entsprechende Anbieter lokal zentralisiert werden, um die Sichtbarkeit und Erreichbarkeit der Angebote zu verbessern. Dieser Ansatz verbindet die Herausforderungen einer Konversion der von Schließung bedrohten Krankenhäusern im ländlichen Raum mit Angeboten zur Bewältigung der Herausforderungen im Rahmen der demografischen Entwicklung und damit steigender Unterstützungs- und Pflegebedarfe in der Bevölkerung. Ein regional niedrigschwellig erreichbares und sichtbares Pflegekompetenzzentrum könnte in diesem Sinne, je nach bestehender Infrastruktur und Bedarfslage, etwa Angebote der ambulanten, der Kurzzeit, Tages-, Nacht- und Langzeitpflege, gesundheitsfördernde und medizinische Angebote (z. B. MVZ, Physiotherapie, Ergotherapie, SAPV etc.), Selbsthilfegruppen und Beratungs- und Case Management-Angebote, darüber hinaus aber auch komplementäre Angebote etwa in Kontexten von Pflegebildung (Schulungsangebote, Pflegeausbildung, Fort- und Weiterbildungsangebote), der Altersversorgung (z. B. Essen auf Rädern, Mittagstisch), Mobilitätsangebote (z. B. Transportdienste, Bürgerbus etc.) oder kulturelle Angebote (Vortragsveranstaltungen oder Konzerte) vorhalten.

Über die Etablierung einer *„Case Management-Organisation"*, könnte zweitens eine effektive Prozessgestaltung und zielgerichtete Pflegestrukturentwicklung vorangetrieben und systematisch weiterentwickelt werden (Klie und Monzer 2018). Dies umfasst den Aufbau von regionalen Netzwerkstrukturen mit Akteuren der Gesundheits- und Pflegeversorgung sowie regionale Lernprozesse, die es ermöglichen, Lücken in der Versorgungsstruktur aufzudecken und zu schließen. Grundlage hierfür ist ein fortlaufendes Datenmonitoring zur pflegebezogenen Infrastruktur, welches systematische regionale Analysen und eine gezielte Steuerung der regionalen Entwicklung erst ermöglicht. Über Erkenntnisse aus einem systematischen pflegebezogenen Datenmonitoring kann ein regionaler Austausch in geeigneten Foren etabliert werden, der die Ableitung von Handlungsempfehlungen und die Planung von Entwicklungsschritten erlaubt (Jalaß et al. 2024).

Das G-BA-Innovationsfondsprojekt ReKo hatte eine Laufzeit von 2019 bis 2024 und wurde durch ein Konsortium bestehend aus der DAK-Gesundheit (Konsortialführung), der Gesundheitsregion EUREGIO e. V. (Intervention) und der Universität Osnabrück (Evaluationen) umgesetzt. Im Rahmen des Projektes wurde ein regionales Pflegekompetenzzentrum als *Case Management-Organisation mit digitalem Ökosystem* im ländlichen Raum etabliert, das einen dezentralen Ansatz verfolgt und damit eine *virtuelle Struktur* aufweist. Das ReKo-Pflegekompetenzzentrum verzichtet auf eine regionale Bündelung von gesundheits- und pflegebezogenen Angeboten in einem lokalen Zentrum, sondern verortet die ReKo-Case Management-Angebote an dezentralen regionalen Institutionen im ländlichen Raum (siehe Abbildung 5). Nach Monzer (2017) ist eine Case Management-Organisation ein System, das sämtliche Prozesse vom Fall ausgehend denkt und institutionelle Grenzen überwindet. Die ReKo-Case Managerinnen und -Case Manager waren zwar organisatorisch einer konkreten Institution angegliedert (Gesundheitsregion EUREGIO e. V.), ihr konzeptionelles Vorgehen und Handeln war jedoch stets am Fall orientiert und damit unabhängig, überinstitutionell und sektorenübergreifend ausgerichtet. Damit konnten Lösungsansätze ermöglicht werden, welche informelle Unterstützungssysteme und verschiedenste professionelle Dienstleistungen in der Region verknüpfen, um fallgerechte Problemstellungen zu bearbeiten. Die ReKo-Case Management-Organisation zeichnete sich durch ihre *sektorenübergreifende* und *aufeinander bezogene, beratende und intervenierende Fallbegleitung* sowie eine *regionsspezifische Perspektive der Pflegeinfrastrukturentwicklung* aus.

Der ReKo-Case Management-Ansatz orientierte sich an der eingangs angeführten Case Management-Definition und Aufgabenbestimmung der DGCC, die im Projektverlauf jedoch um pflegebezogene Perspektiven und Aufgabenstellungen angereichert und weiterentwickelt wurden. Im Sinne einer integrierten Versorgung verfolgte das pflegebezogene ReKo-Case Management damit Zielstellungen, die eine selbstbestimmte Lebensführung von Klientinnen und Klienten unter Bedingungen von gesundheitlicher Beeinträchtigung und (drohendem oder ggf. zunehmendem) Pflegebedarf unter Berücksichtigung medizinisch-pflegerischer und lebensweltlicher Aspekte ermöglichen, Selbstsorgekompetenzen und Selbstwirksamkeitsüberzeugungen unterstützen, Sorgenetzwerke unterstützen und stabilisieren und damit (bestenfalls) einen verlängerten und selbstbestimmten Verbleib von beeinträchtigen Menschen in ihrer Häuslichkeit und gewohnten lebensweltlichen Umgebung ermöglichen. Um diese Zielstellungen zu erreichen, agierte das ReKo-Case Management auf verschiedensten regionalen Ebenen in Zusammenarbeit mit unterschiedlichsten Akteursgruppen des Gesundheits- und Pflegewesens und der Daseinsvorsorge.

4.1.1 ReKo-Intervention auf der Fallebene (Mikroebene)

Das ReKo-Case Management richtete sich an Menschen mit (angehender) Pflegebedürftigkeit und (pflegende) An- und Zugehörige, die aufgrund ihrer komplexen Problemlagen Unterstützung bei der Sicherstellung eines stabilen Sorgenetzwerkes benötigten. Es handelte sich aufgrund von dynamischen Komplexitätsanforderungen um Menschen, bei denen die Angebote der Regelversorgung regelmäßig an ihre Grenzen gestoßen sind.

Das ReKo-Case Management auf der Mikroebene der konkreten Fallbearbeitung zielte, ganz im Sinne etablierter Case Management-Ansätze, primär auf eine Stabilisierung von fallspezifischen Versorgungskonstellationen durch Aktivitäten des Netzwerkaufbaus und der Netzwerkkoordination. Im Mittelpunkt standen die fallspezifischen Herausforderungen, instabile Fallkonstellationen im Umfeld von Pflegerisiko und konkretem Pflegebedarf in stabile Versorgungskonstellationen zu überführen. Das ReKo-Case Management übernahm damit im Projektverlauf keine Aufgaben der direkten (pflegerischen) Versorgung, es initiierte und unterstützte vielmehr den Aufbau von und eine koordinierte Zusammenarbeit in Versorgungsnetzwerken aus informell Helfenden (z. B. An- und Zugehörige, Nachbarschaften, Ehrenamtliche u. a. m.), professionellen Leistungsanbietenden im Gesundheits- und Pflegewesen (z. B. Pflegedienste, Lieferdienste, Haus- und Fachärzte und -ärztinnen u. a. m.) und Akteuren aus Administration und Verwaltung (z. B. Kranken- und Pflegekassen, kommunalen Behörden u. a. m.). Das ReKo-Case Management erfolgte im Projektverlauf entlang der etablierten Prozessschritte von Case Management nach DGCC: Klärungsphase, Assessment, Serviceplan, Linking, Monitoring, Evaluation (Monzer 2018, siehe Tabelle 1).

4.1.2 ReKo-Intervention auf der Strukturebene (regionale Meso- und Makroebene)

Die ReKo-Case Management-Organisation adressierte im Projektverlauf nicht nur die Fallebene der konkreten Unterstützung von Hilfe- und Pflegebedürftigen sowie von (pflegenden) An- und Zugehörigen. Die Erfahrungen aus den Einzelfällen waren gleichermaßen Initiatoren für die Entwicklung, Weiterentwicklung und Stärkung von kommunaler Netzwerk- und Versorgungsarbeit und regionaler *Pflegeinfrastrukturentwicklung*. Das Ziel bestand in diesem Zusammenhang darin, auf Basis der Erkenntnisse und Erfahrungen aus Versorgungsprozessen auf der Mikroebene die regionale Versorgungsstruktur auf der Meso- und Makroebene im Sinne eines *Care Managements* weiterzuentwickeln. Zu den zentralen Aufgaben des ReKo-Case Management auf der institutionellen Ebene der regionalen Einrichtungen in Gesundheit und Pflege (Mesoebene) zählte es, regionale Schnittstellen auf- und auszubauen, Hilfe- und Dienstleistungsangebote regionaler Leistungsanbietenden (z. B. Lieferdienste, Pflegedienste, Selbsthilfegruppen, Beratungsangebote, ehrenamtliche Unterstützungsangebote etc.) zu identifizieren und bedarfsgerecht zu vermitteln und Versorgungslücken zu ermitteln und zu dokumentieren. Zur Vernetzung auf der Fallebene waren enge Absprachen mit den entsprechenden Leistungsanbietenden erforderlich, bei denen das ReKo-Case Management als Initiator, als Treiber aber auch als begleitende und beratende Instanz hinzugezogen werden konnte. Außerdem hatte die ReKo-Case Management-Organisation hinsichtlich der regionalen Makroebene der Versorgung zum Ziel, Institutionen innerhalb der Region zu vernetzen, institutionsübergreifende Netzwerke zu stabilisieren und bei der Weiterentwicklung der institutionellen Infrastruktur zu unterstützen sowie aktuelle Themen aus den Bereichen Pflege, Gesundheit und Soziales mit den Akteuren zu diskutieren.

Die ReKo-Case Management-Organisation wurde in diesem Sinne als *lernende Organisation* konzipiert, die neue Netzwerke zur Unterstützung von Einzelfällen aufbaut und darüber gelingende Netzwerkkonstellationen aber auch Versorgungs- und Netzwerklücken identifiziert, um auf dieser Basis das regionale Netzwerksystem stetig zu verbessern und zu stabilisieren und für zukünftige Fallherausforderungen nutzbar zu machen. Über diesen Ansatz leistete die ReKo-Case Management-Organisation einen Beitrag zu einem regionalen lernenden System sowie zur Weiterentwicklung der regionalen Pflegeinfrastruktur, indem sie Impulse aus Einzelfällen hervorgehoben hat, die in bisherigen Strukturen keine Berücksichtigung gefunden haben (Monzer 2018; Jalaß et al. 2024; Klie und Monzer 2018).

4.1.3 Ausgestaltung der ReKo-Case Management-Organisation

Nach Monzer (2018) stehen verschiedene Optionen zur regionalen Verortung von Case Management zur Verfügung: bei einem zentralen Träger, bei einem unabhängigen Träger, bei allen beteiligten Trägern, bei einer Arbeitsgemeinschaft oder bei einem Case Management-Team.

Die ReKo-Case Management-Organisation wurde, wie bereits skizziert, dezentral und über einen unabhängigen Träger (Gesundheitsregion EUREGIO e. V) aufgebaut. Diese Verortung bei einem Träger, der als Netzwerkakteur im Gesundheits- und Pflegewesen in der Region agiert, wurde gewählt, um das Case Management möglichst frei von konkreten institutionellen Interessen zu erproben und Erfahrungen mit Blick auf die nachhaltige Verortung von Case Management-Organisationen in regionalen Bezügen sammeln zu können. Die ReKo-Modellregion umfasst die niedersächsischen Landkreise Grafschaft Bentheim und Emsland. Das Emsland erstreckt sich über 2.881 Quadratkilometer auf denen 331.397 Menschen leben (2021) (Statistische Ämter des Bundes und der Länder, Regionaldatenbank Deutschland 2023), 13,7 % davon sind zwischen 65 und 79 Jahren alt, 5,8 % sind der Altersgruppe 80+ Jahre bzw. 9,24 % der Altersgruppe 75+ Jahre zugeordnet (2020/2021) (Bertelsmann Stiftung 2023; Statistische Ämter des Bundes und der Länder, Regionaldatenbank Deutschland 2023). Der Landkreis Grafschaft Bentheim hat auf seinen 980,86 Quadratkilometern 138.722 Einwohnerinnen und Einwohner (2021) (Statistische Ämter des Bundes und der Länder, Regionaldatenbank Deutschland 2023). Sowohl der Anteil der 65- bis 79-Jährigen mit 14,5 % als auch der Anteil der über

80-Jährigen mit 6,6 % und der Anteil der über 75-Jährigen mit 10,27 % ist etwas höher als im Emsland (2020/2021) (Bertelsmann Stiftung 2023).

Durch die in Bezug auf die Einwohnerinnen- bzw. Einwohnerzahl relativ große Fläche, können die aus vielen Dörfern und Kleinstädten bestehenden Regionen als insgesamt ländlich geprägt eingestuft werden.

Die Abbildung 5 zeigt die dezentralen Standorte des ReKo-Case Management in der ReKo-Modellregion.

Abbildung 5: ReKo-Case Management-Standorte in der ReKo-Modellregion

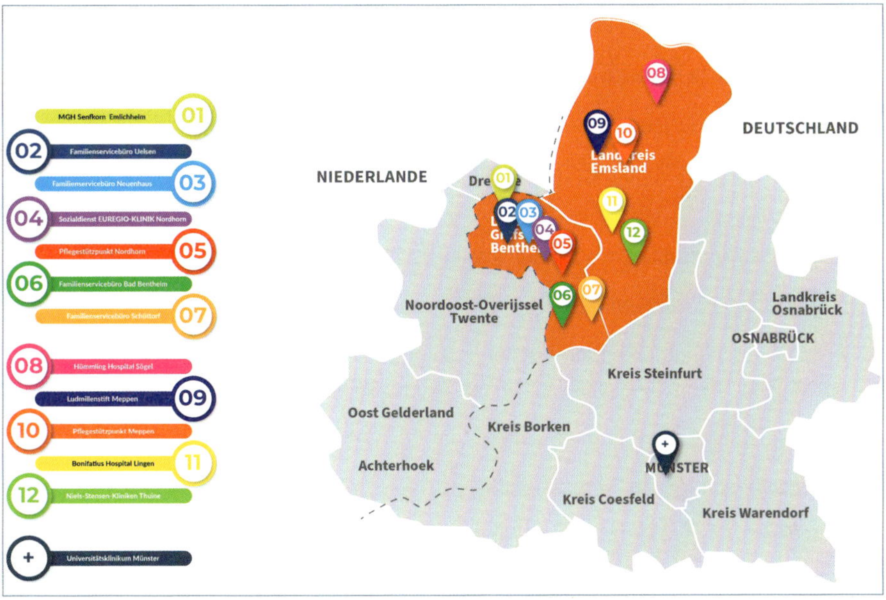

Quelle: Eigene Darstellung

Die dezentrale Verortung des ReKo-Case Management intendierte

- (trotz heterogener Trägerschaft) eine einheitliche Arbeitsweise im Case Management,
- eine sektorenübergreifende Vernetzung,
- die Sicherstellung der Sichtbarkeit der ReKo-Case Management-Organisation in den Regionen,
- einen niedrigschwelligen Zugang für Klientinnen, Klienten und interessierte Bürgerinnen, Bürger und Stakeholder,
- die Einbindung in regionale Netzwerke vor Ort und
- eine Erleichterung bei der Zusammenarbeit mit den Klienten und Klientinnen sowie den Stakeholdern vor Ort.

Insgesamt wurden über den Projektverlauf 16 Case Managerinnen und Case Manager an den benannten dezentralen Standorten in der ReKo-Modellregion eingesetzt. Die erfolgreiche Teilnahme an einer *DGCC-zertifizierten Case Management-Weiterbildung* (210 Stunden) sowie eine abgeschlossene Berufsausbildung in der Pflege wurden als Einstellungsvoraussetzungen für die ReKo-Case Managerinnen und -Case Manager definiert. Über die Projektlaufzeit hinweg verteilten sich die Case Mangerinnen und Case Manager auf insgesamt durchschnittlich 9,56 Vollzeitäquivalente (max. 10 Vollzeitäquivalente).

Die *Aufgaben und Verantwortlichkeiten von ReKo-Case Managerinnen und -Case Managern* umfassten folgendes Spektrum:

- Zugehende Identifikation von potenziellen Case Management-Klientinnen und -Klienten
- Kriteriengeleitete Fallauswahl (Case Finding)
- Strukturierte Bedarfserhebung (Assessment)
- Einbeziehung der Klientinnen und Klienten sowie ihrer An- und Zugehörigen in die Hilfeplanung
- Individuelle Prozesssteuerung im Versorgungssystem
- Entwicklung von standardisierten Behandlungspfaden
- Organisation der internen Prozesse im Versorgungssystem von der Aufnahme bis zum Abschluss bzw. Überleitung von einem in das andere System
- Koordination aller relevanten Abläufe
- Ansprechperson für alle Prozessbeteiligten
- Leistungsdokumentation und Rückkopplung mit dem Controlling
- Evaluation der eigenen Fallarbeit
- Aufbau und Pflege von Netzwerken im jeweiligen Sozialraum
- Anlaufstelle für das Thema im Sozialraum
- Erreichbarkeit sichern

4.1.4 Pflegebezogenes ReKo-Case Management

Auf Basis der konzeptionellen Grundlagen der modernen Case Management-Arbeit (Monzer 2017) entwickelte und erprobte das ReKo-Projekt ein *pflegebezogenes* Case Management, das im Rahmen einer *pflegebezogenen* Case Management-Organisation agierte und auf die speziellen Anforderungen der anvisierten Zielgruppen ausgerichtet war.

Grundsätzlich basierte das pflegebezogene Case Management auf Prinzipien der kommunalen Daseinsvorsorge sowie dem Grundrecht auf ein würdevolles Leben und damit auf Selbstbestimmung, Selbstständigkeit und die Chance auf soziale Teilhabe. Das pflegebezogene Case Management in ReKo sicherte dazu Kriseninterventionen und leistete die individuelle Koordination von fallorientierten Sorgeleistungen für komplexe Fälle im Umfeld von Pflegebedürftigkeit, die im Rahmen der regelmäßigen regionalen/familiären Leistungen keine, zu wenig oder falsche (Unter- und Fehlversorgung) Regelleistungen für ihren konkreten Bedarf, im Sinne einer Stabilisierung des Pflegearrangements, erhalten haben.

Über die etablierten Case Management-Phasen hinweg (siehe Tabelle 1) wurden fallspezifische Sorgenetzwerke aus informellen und professionellen Helferinnen und Helfern aufgebaut, unterstützt und koordiniert, um eine präventive und nachhaltige Sicherung von Sorge(-leistungen) zu gewährleisten. Das ReKo-Case Management sicherte und steuerte dazu den fallgerechten Zugang zu regionalen Leistungserbringenden und die Vernetzung der beteiligten Akteure.

Die Interventionen des ReKo-Case Managements, die vor allem koordinierend intersektoral und aufsuchend in der Häuslichkeit erfolgten, orientierten sich an Kriterien einer angemessenen pflegerischen Unterstützung bei komplexen Pflegebedarfen (gem. Hülsken-Giesler und Daxberger 2018) die im Folgenden beschrieben wird.

4.1.4.1 Pflege als wissensbasierte Arbeit (externe und interne Evidenz)

Pflege ist Wissensarbeit, die sich sowohl auf externe als auch interne Evidenz im Sinne der Definition von Behrens & Langer (2016) stützt. Im Modell der evidenzbasierten pflegerischen professionellen Praxis finden pflegerische Entscheidungen immer in einem Arbeitsbündnis statt, das sich auf folgende Elemente stützt:

- externer Evidenz, d. h. Quellen über eine erwiesene Wirksamkeit von Interventionen bspw. aus Literatur und Studien,
- interner Evidenz, d. h. einer individuellen Zielklärung vor dem Hintergrund der Anamnese, Pflegediagnose, der Verlaufsdokumentation und der individuellen (Wert-)Präferenzen und Teilhabeentscheidung der Klientinnen und Klienten,
- ökonomische und moralische Anreize und Vorschriften, die teilweise als institutionelle oder systemimmanente Leitlinien und gesetzliche Bestimmungen vorliegen (Behrens und Langer 2016, S. 29).

Für die ReKo-Case Managerinnen und -Case Manager bedeutet dies, dass im Rahmen der Klärungsphase (siehe Case Management-Phasen, Tabelle 1) sowohl der wissenschaftliche Erkenntnisstand zur je spezifischen Problemstellung (Studien und Literatur) als auch die je spezifischen Lebenslagen und Präferenzen der potenziellen Klientinnen und Klienten Berücksichtigung finden. Flankiert wird dieser Abwägungsprozess durch interne und externe Vorschriften.

4.1.4.2 Pflege als Interaktions- und Beziehungsarbeit

Pflegearbeit ist Interaktions- und Beziehungsarbeit. Interaktionsarbeit umfasst u. a. (gem. Böhle und Weihrich 2020):

- Kooperationsarbeit: zur Herstellung einer Kooperations- bzw. Austauschbeziehung,
- Emotionsarbeit: im Umgang mit den eigenen Emotionen und
- Gefühlsarbeit: im Umgang mit den Gefühlen anderer.

Die Arbeit von Case Managerinnen und Managern findet immer in Kooperation statt und ist dementsprechend von der Austauschbeziehung mit den Klientinnen und Klienten abhängig. Case Management wird häufig in Krisensituationen nachgefragt. Der Vertrauensaufbau, den diese Kooperationsarbeit erfordert, entwickelt sich nicht linear und muss je nach Situation angepasst werden. Zeit für einen individuellen Beziehungsaufbau (Klientin/Klient und Sorgesystem) spielt dabei eine entscheidende Rolle.

4.1.4.3 Pflege als körperorientierte Arbeit

Pflege betrifft den ganzen Körper-Leib des Menschen. Sie findet mit dem Körper-Leib (der Pflegenden) am Körper-Leib (der Zu-Pflegenden) statt. Körpernahe Arbeit greift häufig tief in sensible Bereiche der Privatsphäre ein und ist nicht selten mit Phänomenen von Unsicherheit und Scham verbunden (Hülsken-Giesler 2014). Die Case Managerinnen und Case Manager im ReKo-Projekt haben in der Regel eine pflegerische Grundausbildung und verfügen über pflegespezifische Berufserfahrung. Vor diesem Hintergrund können sie Pflegebedarfe und -bedürftigkeit unter Berücksichtigung der je spezifischen körperlichen und geistigen Befähigungen bzw. Beeinträchtigungen sowie dem je individuell verfügbaren Sorgesystem professionell einschätzen. Speziell die häuslich aufsuchende Arbeit im Case Management ermöglicht eine umfassende professionelle Einschätzung und einen sensiblen Umgang mit körpernahen Hilfebedarfen, die bei der Entwicklung eines individuellen Hilfeplans erfolgskritisch sind.

4.1.4.4 Pflege als Arbeit in komplexen Zusammenhängen

Pflege setzt als Interaktions- und Beziehungsarbeit an den Grundbedürfnissen hilfebedürftiger Menschen an (Remmers 2010). Allgemeines Ziel der Pflege ist „die Wiederherstellung oder Aufrechterhaltung der Selbstständigkeit unter den Bedingungen der Selbstbestimmtheit" (Höhmann und Bartholomeyczik 2013; Bartholomeyczik 2014, S. 82) sowie die Ermöglichung einer selbstbestimmten sozialen Teilhabe. Zur Erreichung dieser Ziele ist in der Regel auf die Sorgenetzwerke der hilfebedürftigen Personen zurückzugreifen. Die (Wieder-)Herstellung von Selbstbestimmung und gesellschaftlicher Teilhabe muss als sozialer Prozess verstanden werden (relationale Autonomie). Die Herausforderung im Kontext der Sorge- und Pflegearbeit besteht darin, die verschiedenen Interessen beteiligter Akteure auszuloten und diese anschlussfähig in bestehende Sorgestrukturen einzubinden.

In ReKo setzt die Arbeit von Case Management genau an dieser Abwägung an. Die spezifischen Bedarfs- und Bedürfnislagen des Einzelfalls bilden den Ausgangspunkt für die Aushandlung von gemeinsamen Zielstellungen als Voraussetzung stabiler Netzwerkarbeit.

4.1.4.5 Pflege als Arbeit in Ungewissheit und begrenzte Standardisierbarkeit

Die Arbeit an und mit Menschen ist immer von Ungewissheit geprägt. Überdies sind Unterstützungsbedarfe im Bereich der Sorge- und Pflegearbeit in der Regel prozesshaft und daher kontextsensibel immer wieder neu auszuhandeln und anzupassen. Pflegearbeit kann daher nur begrenzt standardisiert werden (Rabe-Kleberg et al. 1991). Die vielen ungewissen Bezüge und Entwicklungen lassen eine „one-size-fits-all-Lösung" oder einen „one-best-way" nicht zu. Leitlinien und Versorgungspfade können helfen, komplexe Vorgänge zu strukturieren, die konkrete Umsetzung der Sorge- und Pflegearbeit ist aber immer wieder situativ anzupassen.

Im Rahmen des ReKo-Case Management ist Ungewissheit ein wesentliches Merkmal der Arbeit. Case Management-Prozesse nehmen Ungewissheit systematisch auf. Als stabile Konstante gilt die Klientin bzw. der Klient als Ausgangspunkt des Umgangs mit Ungewissheit. Wechselnde Netzwerkakteure, dynamische Krankheitsverläufe oder etwa auch variierende Leistungsangebote können so schnell in die Fallsteuerung integriert werden, da die Case Management-Leistung sektorenübergreifend angelegt ist.

4.1.4.6 Pflegerische Kompetenz als Gelingensbedingung des ReKo-Case Managements

Die Unterstützungsleistungen im Rahmen der ReKo-Case Management-Organisation werden über einen Qualifikationsmix angeboten, der pflegespezifische Kompetenzen und Case Management-Kompetenzen verbindet, um sowohl den lebensweltlichen wie den (gesundheits- und pflege-) systembezogenen Herausforderungen komplexer Einzelfälle gerecht zu werden und regionale Pflegeinfrastrukturentwicklung zu unterstützen. Folgende übergreifende Aufgaben stehen dabei im Mittelpunkt:

- Zugehende, präventive Fallanalyse und -beratung
- Begleitung bei komplexen Herausforderungen der Alltagsbewältigung
- Weiterentwicklung von regionalen Versorgungs-Mix-Strukturen und Angeboten

Das ReKo-Case Management erfolgte im Projektverlauf entlang der etablierten Prozessschritte von Case Management nach DGCC: Klärungsphase, Assessment, Serviceplan, Linking, Monitoring, Evaluation (Monzer 2018) die zielgruppenspezifisch ausdifferenziert wurden (siehe Tabelle 1).

Tabelle 1: Prozessschritte der ReKo-Intervention

PROZESSSCHRITTE CM (Monzer 2018)	PROZESSSCHRITTE ReKo-INTERVENTION
1. Klärungsphase	
Outreach Öffentlichkeitsarbeit zum Case Management-Angebot in der Versorgungsregion	„Outreach" zielt auf die öffentliche Sichtbarkeit des Case Management-Angebotes und ist damit eine kontinuierliche Aufgabe, um die Bekanntheit des Versorgungsangebots in der öffentlichen Wahrnehmung zu fördern. Aufgaben im Umfeld von „Outreach" werden vor, nach und parallel zu den einzelfallbezogenen Case Management-Prozessen wahrgenommen. Beschreibung: Entwicklung und Verbreitung von Informationsmaterialien in der Region, Vorbereitung und Durchführung von regionalen Veranstaltungen, Entsendung von geeigneten Gesprächspartnern in regional einschlägige Gremien, Arbeitsgruppen etc., Erstellung und Pflege einer Internetpräsenz, Vorbereitung von Pressebeiträgen in Tages- sowie Fachzeitschriften, regelmäßige Gremiensitzungen mit den beteiligten Projektpartnern.
Case Finding Auswahl der Case Management-Fälle anhand von Kriterien	Sicherstellung des Übergangs vom regionalen Versorgungssystem zum Case Management. Beschreibung: Sicherstellung von Kommunikations- und Kooperationswegen mit zentralen Rekrutierungsstellen für das Case Management, z. B. *Pflegestützpunkte (PSP)* und *Krankenhäuser (KH)* in der ReKo-Modellregion, Krankenkassen durch Aufbau und Etablierung einer IT-gestützten *Case Management-Informations- und Dokumentations-Plattform* und Vernetzung mit zentralen Rekrutierungs- und weiteren Kooperationspartnern; Konsentierung von *Regelkommunikationen* mit zentralen Rekrutierungs- und weiteren Kooperationspartnern (z. B. Entlassmanagement KH); Bereitstellung von *Kontaktformularen* über Internetpräsenz; Einrichtung einer *zentralen ReKo-Telefonnummer.*
Intaking Interne Verständigung mit dem/der Klientin/Klient über die weiteren Schritte im Case Management und die grundsätzliche Aufnahme in das Versorgungsangebot	Einschreibung ins ReKo-Case Management. Im Rahmen des „Intakings" entsteht der ReKo-Case Management-Fall. Prüfung von Ein- und Ausschlusskriterien im Kontext der ReKo-Projektkriterien. Aufnahme von Kontaktdaten. Beschreibung: Aufnahme in das Case Management-Versorgungsangebot, Akquise von Vorinformationen für 2. Case Management-Phase (Assessment) durch Ersteinschätzung von Problemlagen und Koordinationsanforderungen; bei akuten Problemlagen: erste Case Management-Aktivitäten.

2. Assessment	
Problem- und Ressourcen-einschätzung Bedarfsklärung, Einschätzung der Selbstständigkeit und des Versorgungsnetzes, Erfassung bereits genutzter Angebote/ Wünsche/ Bedürfnisse der Klientinnen und Klienten	Im Rahmen der „Assessment-Phase" werden die Problemlagen, Bedarfe und Ressourcen identifiziert, die den Case Management-Prozess beeinflussen. Beschreibung: Klientinnen- und Klienten-Gespräche; Identifikation und Nutzung weiterer Informationsquellen; Erfassung von Ressourcen für Lösungen bzw. Maßnahmen; Zielklärung.
3. Serviceplan	
Gemeinsame ***Vereinbarung von Zielen und Maßnahmen*** sowie Erfolgskriterien unter Berücksichtigung von Problemen und Ressourcen	Personenbezug – Vereinbarung von Zielen und Maßnahmen. In dieser Phase werden die Arbeitsvoraussetzungen für die darauffolgenden Case Management-Aktivitäten vereinbart. Beschreibung: Gemeinsame Erarbeitung von Problemen, Zielen und Maßnahmen. Dabei werden folgende Absprachen im Serviceplan festgehalten (Monzer 2018): „*Was?* Welches Problem soll gelöst werden? Was ist Lösung/Zielzustand? *Bis wann?* Festlegung von Zeitspannen/Zeitpunkten/Fristen für Zielerreichung. *Wer?* Benennung von Personen und Organisationen, die Erreichung der Ziele durchführen. *Verantwortungen?* Verantwortliche für Zielerreichung. *Mit welchen Mitteln?* Maßnahmen und Angebote zur Zielerreichung. *Notwenige Verhältnisse*: Festlegung von Bedingungen, die angestrebten Zustand beschreiben." Zielvereinbarungen: Ziele werden entsprechend der SMART-Regel (*spezifisch, messbar, akzeptabel, realistisch, terminiert*) vereinbart. Unterscheidung zwischen Grundsatz-, Rahmen- und Ergebniszielen, die jeweils aufeinander aufbauen (Monzer 2018).
4. Linking	
Vermittlung der richtigen ***Maßnahmenträger***	Vermittlung und Umsetzung von Maßnahmen; Organisation und Begleitung des Übergangs vom individuellen Serviceplan in die Umsetzung im (regionalen) Versorgungsgebiet und -system. Beschreibung: Vorbereitung der Umsetzung der Maßnahmen durch das Case Management; Vermittlung von Angeboten, welche die Zielerreichung ermöglichen; ggf. Vereinbarung von Anpassungen von Versorgungsangeboten; Entwicklung neuer Angebote mit den Stakeholdern in der Versorgungsregion; Förderung der fallbezogenen Vernetzung der beteiligten Stellen, durch sichtbare Abstimmung und Förderung von Kooperationsbeziehungen; fallübergreifende Kooperation der formellen und informellen Anbieterinnen und Anbieter durch Case Management; ggf. Synergien zur „Outreach-Phase".

5. Monitoring	
Fortlaufende ***Prüfung der festgelegten Ziele und Maßnahmen***	Qualitative und quantitative Absicherung der vereinbarten Aktivitäten; Fallspezifische Prüfung der vereinbarten Probleme, Ressourcen, Ziele und Maßnahmen sowie deren Umsetzung im Verlauf.
	Beschreibung: Qualitative und quantitative Überprüfung der im „Serviceplan" und „Linking" übertragenen Verantwortung an Dritte; Maßstab: Verfolgung und Erreichung der im „Serviceplan" vereinbarten Ziele; Zielanpassung bei Unwägbarkeiten; durch „Monitoring" sollen Abbrüche vermieden werden, indem Krisen und im Prozess entstandene Unsicherheiten frühzeitig erkannt und durch Case Management begleitet werden.
6. Evaluation	
Rückblickende ***Feststellung und Beurteilung der Qualität***	Im Rahmen der „Evaluation" bewerten die ReKo-Case Managerinnen und -Case Manager und die bzw. der Klientin bzw. Klient unabhängig voneinander den Case Management-Prozess.
	Beschreibung: Abschlussgespräch; Finalisierung Versorgungsplan; Resümee Case Management-Begleitung; „Entpflichtung" im Rahmen der ReKo-Projektrahmung.

Quelle: Eigene Darstellung

4.1.5 Aufgabe des ReKo-Case Managements

Case Management kann als Antwort auf die zunehmende Differenzierung der Leistungen im Sozial- und Gesundheitswesen verstanden werden. Insbesondere Menschen mit chronischen und multiplen Problemlagen haben Schwierigkeiten, sich im fragmentierten Angebot zurechtzufinden. Daher bietet Case Management Unterstützung für diejenigen, die die benötigten Hilfen nicht ausreichend eigenständig organisieren und nutzen können. Es ist daher eher für langwierige Problemlagen und weniger für akute Fälle geeignet (Neuffer 2007, S. 419 f.).

Es sind vor allem diese vergleichsweise wenigen komplexen Fälle, die in den bisherigen Versorgungssystemen scheitern oder Probleme bereiten, die für Prozesse der Organisations- und Regionalentwicklungen interessant sind. Damit entstehen allerdings auch dauerhafte Reibungen mit den etablierten systemischen und institutionellen Routinen, ohne die die Einrichtungen und Anbieter des Gesundheits- und Pflegewesens ihre Aufgaben nicht rationell erledigen können. Eine Case Management-Organisation übernimmt in diesem Gefüge und vor dem Hintergrund unterschiedlicher *Falltypologien* je spezifische Aufgaben, die jeweils besondere Kompetenzen erfordern (siehe Abbildung 6).

Abbildung 6: Falltypologien und Aufgaben des ReKo-Case Management

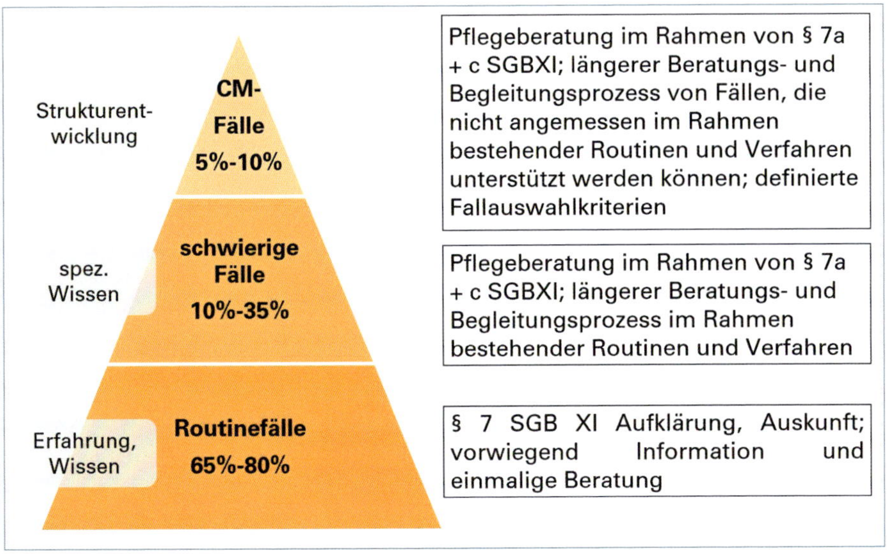

Quelle: Abbildung in Anlehnung an Monzer 2018

ReKo-Case Management geht damit nur zu einem geringen Teil hoch spezialisiert und einzelfallspezifisch vor. In den meisten Fällen stehen bewährte Routinen und etablierte Fachkompetenzen im Vordergrund.

Die Komplexität eines ReKo-Case Management-Falls wird im ReKo-Projekt über drei *Komplexitätsdimensionen* definiert (Bläser et al. 2024) (siehe Abbildung 7).

Abbildung 7: Komplexitätsdimensionen des ReKo-Case Management

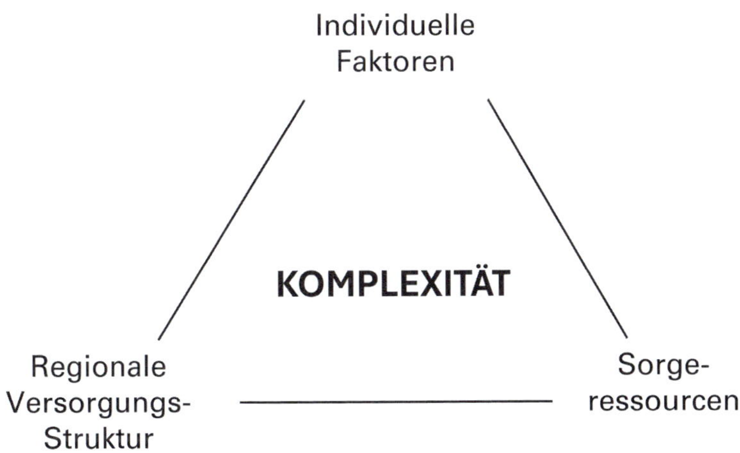

Quelle: Eigene Darstellung

Demnach lässt sich die Komplexität eines ReKo-Case Management-Falles in die Dimensionen „Individuelle Faktoren", „Sorgeressourcen" und „Regionale Versorgungsstrukturen" ausdifferenzieren. *Individuelle Faktoren* wie gesundheitliche Beeinträchtigungen, pflegerischer Bedarf, fehlende Compliance, Suchtproblematiken oder prekäre Wohnverhältnisse der Menschen mit (angehender) Pflegebedürftigkeit und Überforderung bzw. Überlastung bei der Sicherstellung des Sorgearrangements, *begrenzte Sorgeressourcen* durch kleine, instabile oder nicht vorhandene Sorgenetzwerke und die *regionale Versorgungsstruktur*, die durch fehlende oder mangelnde Beratungs- und Versorgungsangebote gekennzeichnet sind, führten zu komplexen und häufig dynamischen Anforderungen beim Aufbau und der Aufrechterhaltung von stabilen Sorgenetzwerken (siehe Tabelle 2).

Tabelle 2: Typische Anlässe von Komplexität im ReKo-Case Management

Komplexitätsdimension	Anlässe und Krisensituationen
Individuelle Faktoren	Akute gesundheitliche Beeinträchtigungen; (beginnende) Pflegebedürftigkeit; Multimorbidität; Hochaltrigkeit; psychische Erkrankungen; Suchtproblematiken auf Seiten hilfe- und pflegebedürftiger Menschen; Suchtproblematiken auf Seiten An- und Zugehöriger; (schwere) Behinderungen; finanziellen Problemlagen; Vereinbarkeitsprobleme von Beruf und Pflege; prekäre Wohnverhältnisse; Compliance der Klientinnen und Klienten, Überforderung und Überlastung bei der Sicherstellung des Sorgenetzwerkes von An- und Zugehörigen
Sorgeressourcen	Kleines, instabiles oder nicht vorhandenes Sorgenetzwerk, Sorgenetzwerk lokal nicht verfügbar (*Distance Caregiving*), Konflikte im Sorgenetzwerk
Regionale Versorgungsstruktur	Fehlende oder mangelnde Beratungs- und/oder Versorgungsangebote, Mobilitätsanforderungen aufgrund ländlicher Strukturschwächen

Quelle: Eigene Darstellung

Pflegebezogene Komplexität im ländlichen Raum ist also *multidimensional* und im Sinne des Case Managements individuell begründet. Die konkreten Anlässe und Krisensituationen aus den benannten Komplexitätsdimensionen verdichten sich bei komplexen Case Management-Fällen im Umfeld von Pflegerisiko und -bedarf in der Regel zu Komplexitätsnetzen, die die Klientinnen und Klienten selbst nicht mehr entflechten können und auch die Akteure der Gesundheitsversorgung regelmäßig an ihre Grenzen bringt. Die Komplexität von Einzelfällen im Umfeld von Pflegerisiko und Pflegebedarf ist nicht allein im Gesundheitszustand und Pflegebedarf von Klientinnen und Klienten begründet, sondern vielmehr in der Verbindung einer Vielzahl von möglichen Anlässen und Krisenereignissen, die neben gesundheits- und pflegespezifischen Aspekten eben auch weitere lebensweltliche Aspekte sozialer, finanzieller oder auch kultureller Art umfasst. In dieser multidimensionalen Gemengelage von Komplexität kann ein eingeschränkter Zugang zu den Versorgungssystemen begründet liegen (siehe Abbildung 8).

Abbildung 8: Komplexitätsnetze des ReKo-Case Management im Kontext von Pflegebedarf

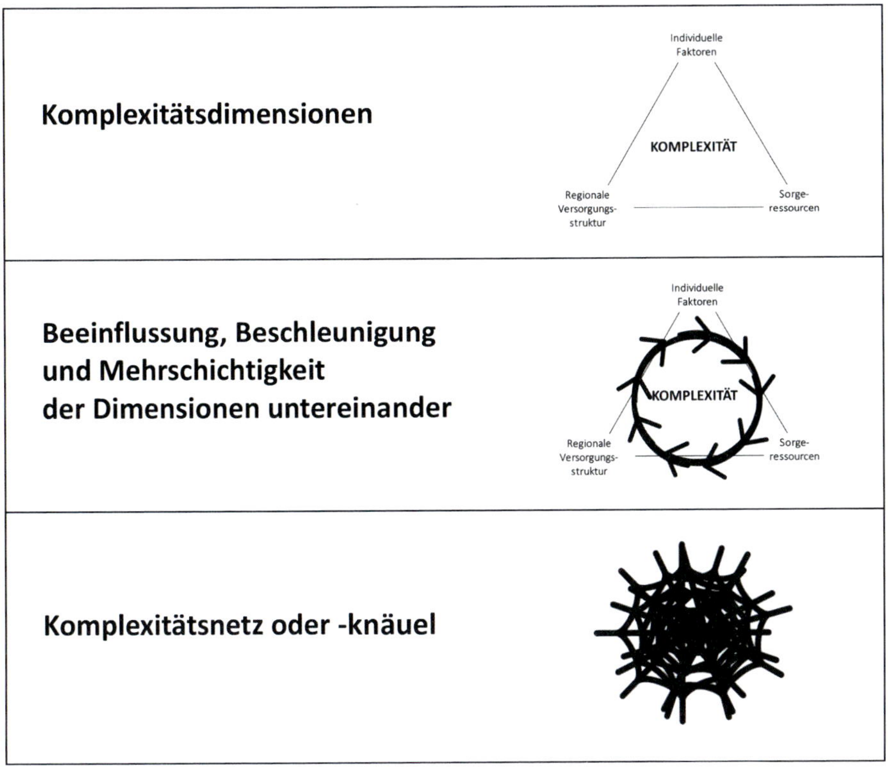

Quelle: Eigene Darstellung

4.2 Case Management-Organisation als lernendes System

Eine *Anbindung* (Mindestanforderungen) *an bestehende kommunale Strukturen* ist insbesondere dann ein erfolgskritischer Faktor, wenn eine Case Management-Organisation auf institutioneller und (über-)regionaler Ebene regionale Lern- und Entwicklungsprozesse anstoßen und verstetigen will. Voraussetzung für regionale Lernprozesse ist die Einbindung zentraler Akteure und Institutionen, bspw. Kommunen oder Landkreise, sowie *Lern- und Entwicklungsbereitschaft* auf diesen Seiten. Im ReKo-Case Management sollen Lernimpulse aus den Erfahrungen mit komplexen Versorgungsarrangements auf der Fallebene in die regionalen Netzwerke transferiert werden. *Regionale Pflegekonferenzen* könnten dafür ein geeignetes Forum darstellen. Ziel ist, dass sich dadurch einerseits die Koordinierungsanforderungen an komplexe Versorgungsarrangements stetig vereinfachen und andererseits Versorgungslücken frühzeitig erkennen und regionale Infrastrukturen stetig weiterentwickeln lassen.

Das Reko-Case Management möchte Einfluss auf die regionale Weiterentwicklung der Versorgungsstrukturen nehmen, indem es im Rahmen der Begleitung von komplexen Case Management-Fällen *Versorgungslücken* identifiziert, *die in strukturierten Prozessen kommuniziert und verarbeitet werden können.*

Eine Versorgungslücke entsteht, wenn ein Versorgungsbedarf oder -bedürfnis der betreuten Klientinnen und Klienten oder ihrer Sorgenetzwerke nicht durch Versorgungsangebote bedient werden kann. In Einzelfällen kann ein individuelles Versorgungsarrangement gefunden werden, welches jedoch nicht als regelmäßige Leistung für weitere Fälle mit dem gleichen Bedarf oder Bedürfnis (ausreichend) zur Verfügung steht. Charakteristisch für Versorgungslücken sind somit generell fehlende Angebote, defizitäre Ansätze oder mangelnde Kapazitäten in vorhandenen Angebotsstrukturen.

Mittels der Identifikation, Dokumentation und Kommunikation von Versorgungslücken soll die Grundlage für einen Beitrag zur Angebotsentwicklung in den jeweiligen Regionen geschaffen werden. Die ReKo-Case Management-Organisation soll gezielt auf Bedarfe aufmerksam machen und so Impulse zur Weiterentwicklung bestehender und zur Schaffung neuer Angebote geben. Die Umsetzung von Maßnahmen wird regelmäßig durch das ReKo-Case Management überprüft. Im Rahmen dieser skizzierten Tätigkeiten handelt die Case Management-Organisation im Sinne einer lernenden Organisation, die die Voraussetzungen für eine *lernende Region*, die ihre Versorgungsinfrastruktur routinemäßig evaluiert und systematisch optimiert. Diese die Mesoebene betreffenden Aktivitäten einer Case Management-Organisation sind konstitutiver Bestandteil des Aufgabenprofils der ReKo-Case Managerinnen und -Case Manager und eines pflegebezogenen Case Managements, wie in Kapitel 4.1 vorgestellt. Im Sinne eines *bottom-up-Prozesses* werden so die Erkenntnisse der Mikroebene systematisch über die Mesoebene der Case Management-Organisation an die Makroebene der Region zur systematischen Verarbeitung geleitet.

Im folgenden Schaubild (siehe Abbildung 9) ist dieser skizzierte Prozess zusammenfassend abgebildet.

Abbildung 9: ReKo-Prozessmodell „Regionales Lernen"

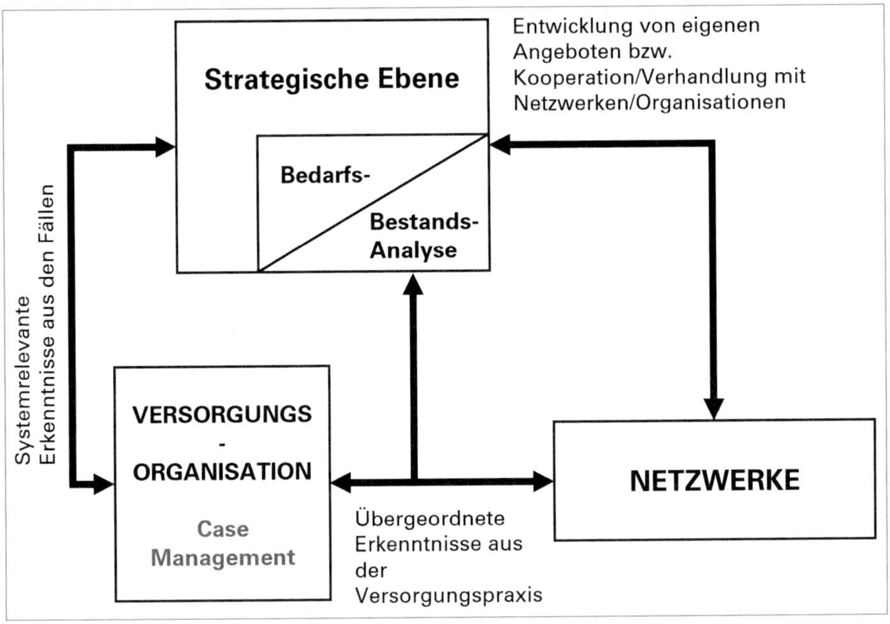

Quelle: Eigene Darstellung

Insbesondere den Kommunen kommt in diesem Prozessmodell im Sinne der Daseinsvorsorge eine gesonderte Aufgabe zu. Kommunen sind dazu verpflichtet, die Sicherung einer angemessenen gesundheitlichen Versorgung für alle Bürgerinnen und Bürger vorzuhalten (Terminologie BVerfG) (aus: Bundesministerium für Familie, Senioren, Frauen und Jugend (BMFSFJ) 2016, S. 148). Wenngleich kein expliziter rechtskräftiger Begriff für eine gesundheitliche und pflegerische Daseinsvorsorge diesen Auftrag eindeutig regelt (ähnlich bei der Wasserver- oder -entsorgung), gibt es zahlreiche Vorgaben und Empfehlungen, die diese Aufgabe der Kommunen bereits näher beschreiben (Bundesministerium für Familie, Senioren, Frauen und Jugend (BMFSFJ) 2016; Klie 2020; Preuß und Wolff 2019; Altgeld 2019; Schulz-Nieswandt et al. 2021). Nicht zuletzt die Verpflichtung der Kommunen in Niedersachsen, Pflegekonferenzen durchzuführen und Pflegeberichte zu erstellen und damit der Kommune die Rolle der steuernden und koordinierenden Vernetzung des Gesundheits- und Pflegewesens zukommen zu lassen, weisen in diese Richtung (§§ 3–4 NPflegeG). Im Sinne einer „Caring Community" wird die Kommune zukünftig eine bedeutende Aufgabe übernehmen müssen (Bundesministerium für Familie, Senioren, Frauen und Jugend (BMFSFJ) 2016, S. 193). An diesem Punkt stellt das ReKo-Konzept eine wichtige Blaupause bereit, um mit der Etablierung von ReKo-Case Management-Organisationen Schnittstellen für den Aufbau von regionalen Versorgungsnetzwerken bereitzustellen und relevante Informationen zu bestehenden regionalen Versorgungsstärken und Versorgungslücken systematisch und kontinuierlich zu erheben und damit schließlich auch einen Beitrag für ein zunehmend relevantes regionales *Pflegemonitoring* (z. B. zur Erstellung von regionalen Pflegeberichten) zu leisten.

4.3 ReKo-Case Management-Organisation mit digitalem Ökosystem

Um die Hilfe-Mix-Strukturen der Versorgungsarrangements und Sorgenetzwerke zu unterstützen und effizient zu gestalten, wurde im Rahmen des ReKo-Projektes ein digitales Ökosystem iterativ aufgebaut und systematisch in die regionalen Versorgungsstrukturen implementiert. Ziel war es, ein praktisch handhabbares Informations- und Kommunikationssystem zur gezielten Unterstützung von Case Management-Prozessen bereitzustellen, dass es ReKo-Case Managerinnen und -Case Managern und Leistungserbringenden erlaubt, versorgungsrelevante Daten einfach und digital gestützt zu dokumentieren, sektorenübergreifend zu kommunizieren und einen digital gestützten Austausch von prozessrelevanten Daten und Verläufen auch mit Klientinnen und Klienten sowie ggf. auch mit (pflegenden) An- und Zugehörigen zu ermöglichen.

Das digitale Ökosystem unterstützt zum einen das Case Management bei der systematischen und effizienten Bearbeitung aller sechs Case Management-Phasen (siehe Abbildung 10, A.3). Zum anderen adressierte es Personen mit Unterstützungsbedarf und (pflegende) An- und Zugehörige über ein Patienten- und Informationsportal (siehe Abbildung 10, A.1 und A.2) sowie weitere beteiligte Akteure und Akteursgruppen (z. B. Krankenhäuser, Apotheken und sonstige Leistungserbringende) über eine Integrationsplattform (siehe Abbildung 10, B.5, C.1–C.4).

Die Nutzerverwaltung wurde im Rahmen des ReKo-Projektes sowohl über die Case Management-Anwendung (B.4) als auch über die eGA-Anwendung (B.2) ermöglicht und über wechselseitige Schnittstellen synchronisiert. Die Case Management-Anwendung und die Assistenz-Lösung verfügen über ein Frontend für die Case Managerinnen und Case Manager (A.3), für die Evaluation (A.4) sowie das Informationsportal (A.2). Die eGA-Anwendung verfügt ebenfalls über ein eigenes Patientenportal (A.1).

Die zentrale Zielstellung des digitalen Ökosystems besteht darin, dass Leistungserbringende und ReKo-Case Managerinnen und -Case Manager versorgungsrelevante Daten zu Patientinnen und Patienten einfach und digital in der Anwendung hinterlegen können. Die erfassten medizinischen und individuellen Pflegedaten waren im Rahmen des ReKo-Projektes für die Reko-Klientinnen und -Klienten sowie (je nach Freigabe von Zugriffsrechten) für pflegende An- und Zugehörige einsehbar. Durch die Leistungserbringenden hinterlegte Informationen stehen dem Case Management digital und aktuell zur Einsicht und weiteren Bearbeitung zur Verfügung. Das digitale Ökosystem ermöglicht den Klientinnen und Klienten, den pflegenden An- und Zugehörigen, den Case Managerinnen und Case Managern sowie den weiteren Leistungserbringenden den Austausch von allen fallrelevanten medizinischen und pflegerischen Daten unter Gesichtspunkten eines systematischen Case Management-Prozesses. Die Gesamtarchitektur des Systems sieht vor, dass sämtliche Anbieter, nämlich Gesundheitsleistungsanbieter (C.1), Pflegeanbieter (C.2), Assistenzanbieter (C.3) direkt über die Integrationsplattform (B.5) an das Gesamtsystem angebunden werden. Anbieter weiterer fallrelevanter Informationen und Datensätze (z. B. aus ePA, eGA, KV-Connect oder aus technischen Assistenzsystemen in der häuslichen Umgebung der Klientinnen und Klienten, C.4) werden an die Integrationsplattform (B.5) angebunden. Case Management-Klientinnen und -Klienten (A.1 und A.2), pflegende An- und Zugehörige (A.1 und A.2) sowie die Case Managerinnen und Case Manager (A.3) und Nutzerinnen und Nutzer, die Evaluationsaufgaben haben (A.4), werden über die gemeinsame Access-Integrations-Ebene (B.1) angebunden. Dieses System ermöglicht es, dem pflegebezogenen ReKo-Case Management sämtliche fallrelevanten Informationen für einen praktikablen Umgang im Case Management-Prozess bereitzustellen und alle relevanten Fallentwicklungen im Rahmen des Case Management-Prozesses einfach und niedrigschwellig an alle beteiligten Akteursgruppen zurückzuspielen.

Abbildung 10: ReKo-spezifische IT-Architektur

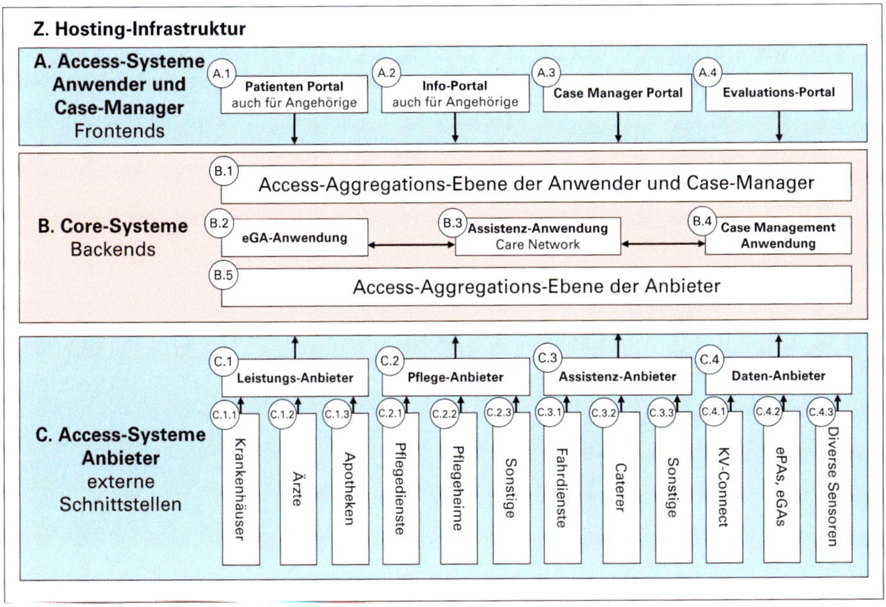

Quelle: Eigene Darstellung

Abbildung 11 zeigt die Case Management-Benutzeroberfläche (Graphical User Interface (GUI)) des Case Management-Software (CMSW)-Tools *Quovero*, das im ReKo-Projektverlauf in Zusammenarbeit mit einem kommerziellen Softwareentwickler *(synectic software & service GmbH)* entwickelt und über iterative Erweiterungen systematisch zum Einsatz gebracht wurde. Abbildung 11 zeigt die wichtigsten Funktionen der CMSW: die Case Management-Fälle, Dokumentationen, Stammdaten, die Klientinnen-/Klienten-Akte und den integrierten Betreuungsplan ebenso wie die Zugriffsmöglichkeit auf die sechs Case Management-Phasen. Im Verlauf eines Case Management-Falles werden die Case Managerinnen und Case Manager durch das *Quovero-Tool* in der Entscheidungsfindung unterstützt, indem Vorschläge für die nächsten Schritte der Versorgung eines Case Management-Falles gemacht werden. Die Case

Managerinnen bzw. der Case Manager dokumentiert den Fallverlauf über das Quovero-Tool. Verschiedene Standards und Assessments sind in *Quovero* bereits integriert. So kann die CMSW genutzt werden, um geeignete Leistungserbringende der Versorgungspraxis für Versorgungsmaßnahmen zu identifizieren (Linking) sowie anschließend den Fortschritt einzusehen und zu prüfen (Monitoring). Die virtuelle Klientinnen- und Klienten-Akte in *Quovero* bietet eine gruppierte Darstellung aller Klientinnen- und Klientendaten einschließlich einer Verlaufsdokumentation und Hyperlinks zu beteiligten Leistungserbringenden und Netzwerkpartnern. Im integrierten Betreuungsplan werden alle relevanten Informationen über die Klientinnen und Klienten angezeigt. Darüber hinaus werden die Ergebnisse des Assessments automatisch in den integrierten Serviceplan übernommen. So können die Case Managerinnen und Case Manager potenzielle Probleme, Maßnahmen, Ziele und Zeitaufwände überwachen. Automatische Wiedervorlagen sind in der CMSW hinterlegt und unterstützen bei der Zielerreichung. Weitere Funktionen sind ein integrierter Chat, ein E-Mail-Client, ein Kalender und die Dokumentation der Kommunikation. Eine verbesserte Entscheidungsunterstützung durch Künstliche Intelligenz ist für die nächsten Entwicklungsschritte geplant. Die (Weiter-)Entwicklung der CMSW folgt einem agilen und nutzerzentrierten Ansatz, der es ermöglicht, das Feedback der Case Managerinnen und Case Manager in die Software(weiter)entwicklung einfließen zu lassen, um somit die CMSW stetig zu verbessern und die Akzeptanz auf Seiten des Case Managements weiter zu erhöhen (Kus et al. 2021).

Abbildung 11: Dashboard der CMSW Quovero mit Case Management-spezifischen Phasen

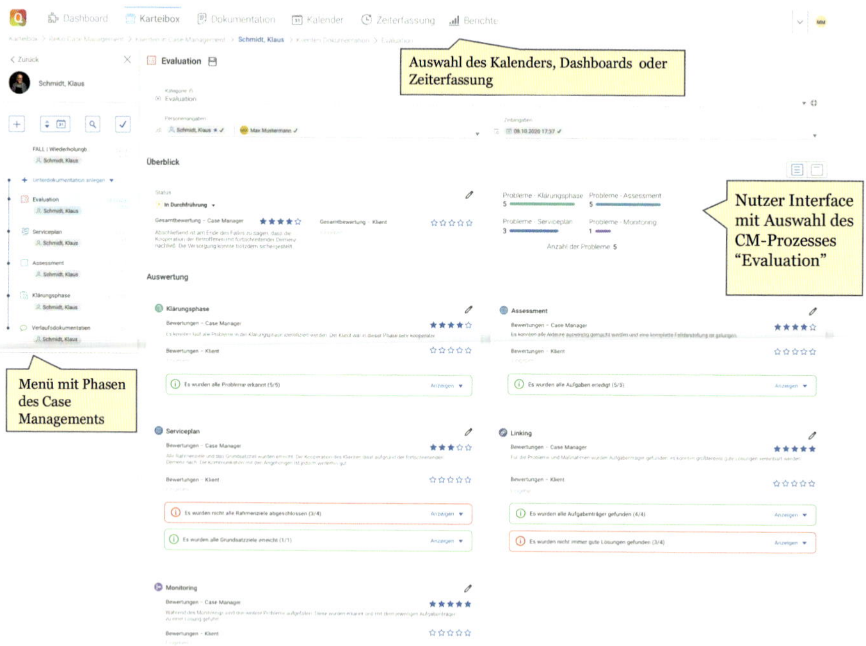

Quelle: Eigene Darstellung

Zur Informationssuche für (angehende) Pflegebedürftige und pflegende An- und Zugehörige ist als Teil des digitalen Ökosystems (A.2) auf der Internetpräsenz des ReKo-Projektes eine Suchfunktion für Hilfsangebote eingerichtet. Über die Internetpräsenz können u. a. regionale Pflegedienste, stationäre Angebote oder Dienstleistungen aus den Bereichen Physio- und Ergotherapie recherchiert werden. Durch Wahlmöglichkeiten zur maximalen Entfernung vom eigenen Wohnort kann gewährleistet werden, dass die gesuchten Unterstützungsangebote möglichst wohnortnah erreichbar sind. Um einen niedrigschwelligen Zugang zu unterstützen, werden die Ergebnisse der Recherche über eine Landkarte und zusätzlich über eine textbasierte Liste aufgeführt.

5. Die ReKo-Evaluationsstudie

5.1 Methodik und Datengrundlage der ReKo-Evaluationen

Komplexe Interventionen arbeiten mit mehreren interagierenden Komponenten und verschiedenen Komplexitätsdimensionen (z. B. in Bezug auf Outcomes, Zielgruppen oder Durchführende). Die ReKo-Intervention muss aufgrund ihrer vielfältigen Auswirkungen auf die Fallebene und die regionale Infrastruktur sowie durch flankierende Unterstützung durch ein digitales Ökosystem als *komplexe Intervention* bezeichnet werden.

Zur Evaluation der ReKo-Interventionen wurde ein *integrativer Ansatz im Mixed-Method-Design* (Methodenmix) verwendet, der eine Kombination aus quantitativen und qualitativen Methoden, objektiven und partizipativen Verfahren sowie Selbst- und Fremdbewertungen umfasst und *formative* und *summative Datenauswertungen* ermöglicht. Die ReKo-*Effektmessungen* erfolgten in einem *quasi-experimentellen Design* (Zwei-Gruppen-Prä-Post-Design), um die Wirkungen der ReKo-Interventionen *summativ* zu untersuchen. Dazu wurde eine *Interventionsgruppe* in der ReKo-Modellregion (Landkreise Grafschaft Bentheim und Emsland) und eine *Kontrollgruppe* in vergleichbaren ländlichen Regionen in Niedersachsen rekrutiert.

Zur Bearbeitung der Evaluationsfragestellungen wurden einzelfallbezogen Datenerhebungen zu drei Zeitpunkten vorgenommen:

1. *vor* ReKo-Interventionsbeginn in der Interventionsgruppe bzw. mit Einschreibung in die Kontrollgruppe;
2. *unmittelbar nach* ReKo-Interventionsende in der Interventionsgruppe bzw. ein Jahr nach Einschreibung in die Kontrollgruppe;
3. *sechs Monate nach* ReKo-Interventionsende in der Interventionsgruppe bzw. 18 Monate nach Einschreibung in die Kontrollgruppe.

5.1.1 Zielgruppe und Studienpopulation

In die ReKo-Evaluationsarbeiten wurden insgesamt sieben Zielgruppen einbezogen, die im Folgenden skizziert und über Ein- und Ausschlusskriterien definiert werden.

Bei den ersten drei Zielgruppen handelt es sich um die *direkt betroffenen Menschen mit (angehendem) Pflegebedarf und (pflegende) An- und Zugehörige*, die bei der Sicherstellung eines stabilen Sorgenetzwerkes für sich selbst oder ihre nahen Angehörigen überfordert bzw. überlastet sind (Mikroebene).

5.1.1.1 Zielgruppe 1

Die Zielgruppe 1 umfasst Menschen mit somatischen und/oder kognitiven Beeinträchtigungen, die einem Pflegerisiko unterliegen, aber noch keine Einstufung nach Pflegegraden (gemäß SGB XI) erhalten haben. Personen wurden der Zielgruppe 1 zugeordnet, wenn sie in medizinisch-pflegerischer Versorgung waren (Zugang über Hausärzte, Krankenkassen, Case Management, Pflegestützpunkte, Pflegedienste, stationäre Einrichtungen) und spezifische Diagnosen vorwiesen oder Hilfsmittel erhielten.[2]

5.1.1.2 Zielgruppe 2

Die Zielgruppe 2 umfasst Personen mit sozialrechtlich anerkanntem Pflegebedarf (Pflegegrad nach SGB XI).

5.1.1.3 Zielgruppe 3

Die Zielgruppe 3 umfasst (pflegende) An- und Zugehörige von ReKo-Probandinnen und -Probanden der Zielgruppe 1 und 2. Weiterhin wurden Personen in Zielgruppe 3 eingeschlossen, „die einen pflegebedürftigen Menschen aus dem familiären oder erweiterten Umfeld unentgeltlich (ausgenommen Pflegegeld gemäß § 37 SGB XI) und längerfristig körperlich pflegen und/oder hauswirtschaftlich versorgen und/oder psychosozial betreuen" (Lichte et al. 2019, S. 10), der keine ReKo-Leistungen in Anspruch nimmt.

Als Einschlusskriterien wurde weiterhin definiert, dass Personen der benannten ReKo-Zielgruppen 1 bis 3 ihren ersten Wohnsitz in der ReKo-Modellregion haben und über 18 Jahre alt sein mussten. Nicht einbezogen wurden Personen mit fortgeschrittener demenzieller Erkrankung und Menschen in einer präfinalen oder finalen Lebensphase.

Um die Effekte der ReKo-Interventionen und -Strukturen auf Entwicklungen der regionalen Meso- und Makroebene abzubilden, richteten sich die ReKo-Evaluationen überdies auf Leistungserbringende in Praxis von Beratung und Versorgung sowie der regionalen Vernetzung, Steuerung und Verwaltung.

5.1.1.4 Zielgruppen 4 bis 7

- **Zielgruppe 4:** Professionelle Leistungserbringende in Versorgungskontexten der ReKo-Probandinnen und -Probanden (z. B. Pflegefachpersonen, Hausärztinnen und -ärzte usw.),
- **Zielgruppe 5:** Informelle Unterstützungspersonen in Versorgungskontexten der ReKo-Probandinnen und -Probanden (z. B. Ehrenamtliche, Selbsthilfegruppen usw.),

2 Eingeschlossen wurden Personen, die seit dem 01.01.2017 wenigstens zwei gesicherte ambulante Diagnosen in den Krankheitsfeldern Neubildungen (C00.-C97.), Arteriosklerose (I70.23, I70.24, I70.25), Osteoporose mir pathologischer Fraktur (M80.), Arthritis (M05., M06.), Fraktur des Femurs oder des Beckens und der Lendenwirbelsäule (S32., S72.), Demenz (F00., F01., F02., F03., F05.), Diabetes mit peripheren Gefäßkomplikationen (E10.5, E11.5), Schlaganfall (I63., I64.) oder Ischämische Herzkrankheiten (I20.-I25.) erhalten haben oder deswegen wenigsten einen stationären Aufenthalt hatten und damit nach ZQP (2016) als somatisch und/oder kognitiv beeinträchtigt galten. Eingeschlossen wurden weiterhin Personen, die seit dem benannten Datum mindestens eine Verordnung eines Hilfsmittels aus den Produktgruppen gemäß SGB V (10, 11, 15, 18, 22 oder 50–54) erhalten haben.

- **Zielgruppe 6:** Vertretende von Krankenkassen sowie
- **Zielgruppe 7:** Akteure aus dem Bereich der regionalen Vernetzung (Kommunen, Vereine, Kultur usw.).

Tabelle 3 bildet die erreichte ReKo-Gesamtfallzahl an Teilnehmenden der Zielgruppe 1 bis 3 ab. Die Drop-Out-Quote belief sich in den Zielgruppe 1 und 2 auf 23,9 % in der Interventionsgruppe und 24 % in der Kontrollgruppe und in Zielgruppe 3 auf 9,8 % in der Interventionsgruppe und 18,6 % in der Kontrollgruppe.

Tabelle 3: Gesamtfallzahl der ReKo-Zielgruppen 1 bis 3

<table>
<tr><th></th><th></th><th colspan="3">Interventionsregion</th><th colspan="3">Kontrollregion</th></tr>
<tr><th></th><th></th><th>ZG 1–2</th><th>ZG 3</th><th>Gesamt</th><th>ZG 1–2</th><th>ZG 3</th><th>Gesamt</th></tr>
<tr><td>Fallzahl</td><td>n</td><td>563</td><td>358</td><td>921</td><td>566</td><td>236</td><td>802</td></tr>
<tr><td rowspan="2">Geschlecht</td><td>männlich</td><td>34 %</td><td>31 %</td><td rowspan="2">–</td><td>34 %</td><td>22 %</td><td rowspan="2">–</td></tr>
<tr><td>weiblich</td><td>66 %</td><td>69 %</td><td>66 %</td><td>78 %</td></tr>
<tr><td>Alter</td><td></td><td>Ø 72</td><td>Ø 56</td><td>–</td><td>Ø 74</td><td>Ø 59</td><td>–</td></tr>
<tr><td rowspan="2">Komplexität</td><td>Eher komplex</td><td>42 %</td><td rowspan="2">–</td><td rowspan="2">–</td><td>32 %</td><td rowspan="2">–</td><td rowspan="2">–</td></tr>
<tr><td>Eher nicht komplex</td><td>58 %</td><td>68 %</td></tr>
</table>

Quelle: Eigene Darstellung

Zur *Effektmessung* wurden im Rahmen der ReKo-Evaluationen folgende Primär- und Sekundärdaten erhoben und analysiert:

Tabelle 4: Operationalisierung der Endpunkte/Forschungsfragen

Endpunkte/Forschungsfragen	Datenquellen
Hypothesenprüfung zur Hospitalisierungsrate	GKV-Routinedaten
Hypothesenprüfung zur Entwicklung von Pflegebedürftigkeit	GKV-Routinedaten; RAI-Erhebung
Forschungsfragen zur subjektiv erlebten Versorgungsqualität	Qualitative Interviews, Qualitative Fokusgruppen
Forschungsfragen zur subjektiv erlebten Servicequalität	Qualitative Interviews, Qualitative Fokusgruppen
Hypothesenprüfung zur allgemeinen Lebenszufriedenheit	Fragebogen zur Lebenszufriedenheit (FLZ)
Hypothesenprüfung zur individuums- und populationsbezogenen gesundheitsbezogenen Lebensqualität	Fragebogen zur gesundheitsbezogenen Lebensqualität (SF-36)
Hypothesenprüfung zur Anzahl von Arztkontakten, Krankenhausaufenthalten und -tagen, Entwicklung Medikamentenverschreibung	GKV-Routinedaten
Hypothesenprüfung zur Art und Dauer von Pflegeleistungen nach SGB V/SGB XI	GKV-Routinedaten
Hypothesenprüfung zur Art und Dauer von privat finanzierten Pflegeleistungen	Abfrage der durchschnittlichen Ausgaben pro Monat für einzelne Leistungsbereiche
Hypothesenprüfung und Forschungsfrage zum Belastungserleben von professionellen Helfern	Fragebogen zur Arbeitsbelastung in der Krankenpflege
Hypothesenprüfung und Forschungsfrage zur Belastung von pflegenden Angehörigen	Burden Scale for Family
Hypothesenprüfung und Forschungsfrage zur Infrastrukturanalyse	Community Health Assessment; Qualitative Interviews, Qualitative Fokusgruppen
Forschungsfrage zur Zusammenarbeit im Versorgungsmix	Qualitative Interviews, Qualitative Fokusgruppen
Hypothesenprüfung zu sozioökonomischen Ressourcen in Privathaushalten	Abfrage der durchschnittlichen Ausgaben pro Monat für einzelne Leistungsbereiche
Hypothesenprüfung und Forschungsfrage zur Bewertung der IT-Infrastruktur	Kurzskala Technikbereitschaft, Fragebogen zum Vertrauen in technologische Strukturen; Qualitative Interviews
Hypothesenprüfung zum Kosten-Nutzen-Verhältnis der ReKo-Interventionen	GKV-Routinedaten

Quelle: Eigene Darstellung

Die ReKo-Evaluationen zielten damit auf Aspekte der Struktur-, der Prozess- und der Ergebnisqualität sowie auf Aspekte der Aushandlung von Versorgungsqualität unter den beteiligten Akteuren (Donabedian 2005; Büscher und Krebs 2022).

5.1.2 Methoden der Datenerhebung

Die Datenerhebung im Rahmen der ReKo-Evaluationen erfolgte im Mixed-Method-Design über verschiedene standardisierte und qualitative Verfahren: Routinedaten (Abrechnungsdaten der gesetzlichen Kranken- und Pflegekassen nach SGB V und XI), Fragebögen (standardisierte Testinstrumente), Interview- und Beobachtungsstudien (qualitative Einzel- und Gruppenbefragungen), standardisierte klinische Assessments zur Pflegebedarfserhebung (Resident Assessment Instrument RAI HC und Barthel-Index) und standardisierte Infrastrukturanalysen (Analyse kommunaler Versorgungsstrukturen über das Community Health Assessment in den zwei Landkreisen der ReKo-Modellregion) (siehe Abbildung 12).

Abbildung 12: Datenerhebung ReKo-Evaluationen

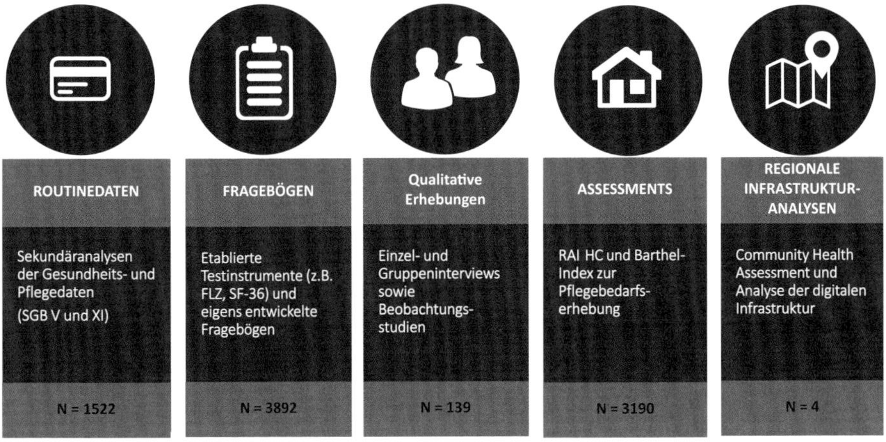
ROUTINEDATEN
Sekundäranalysen der Gesundheits- und Pflegedaten (SGB V und XI)
N = 1522
FRAGEBÖGEN
Etablierte Testinstrumente (z.B. FLZ, SF-36) und eigens entwickelte Fragebögen
N = 3892
Qualitative Erhebungen
Einzel- und Gruppeninterviews sowie Beobachtungs-studien
N = 139
ASSESSMENTS
RAI HC und Barthel-Index zur Pflegebedarfs-erhebung
N = 3190
REGIONALE INFRASTRUKTUR-ANALYSEN
Community Health Assessment und Analyse der digitalen Infrastruktur
N = 4

Quelle: Eigene Darstellung

Im Rahmen der Laufzeit vom 01.10.2019 bis 31.03.2024 wurde im Zeitraum vom 01.08.2020 bis 31.07.2023 die Interventionen des ReKo-Case Management durchgeführt. Die Interventionsdauer pro Klientin bzw. Klient in der Interventionsregion lag (in Abhängigkeit von den je einzelfallspezifischen Interventionsbedarfen) bei maximal einem Jahr.

Es wurden Erhebungen zu drei Messzeitpunkten durchgeführt. Zum Zeitpunkt t0 vor der Intervention bzw. mit Einschreibung in die Studie, zum Zeitpunkt t1 mit Abschluss der Intervention bzw. ein Jahr nach Einschreibung sowie die t2-Erhebung als Follow-up, sechs Monate nach t1 bzw. 18 Monate nach Einschreibung in die Studie (siehe Abbildung 13).

Abbildung 13: Datenerhebung bei den Zielgruppen 1 bis 3

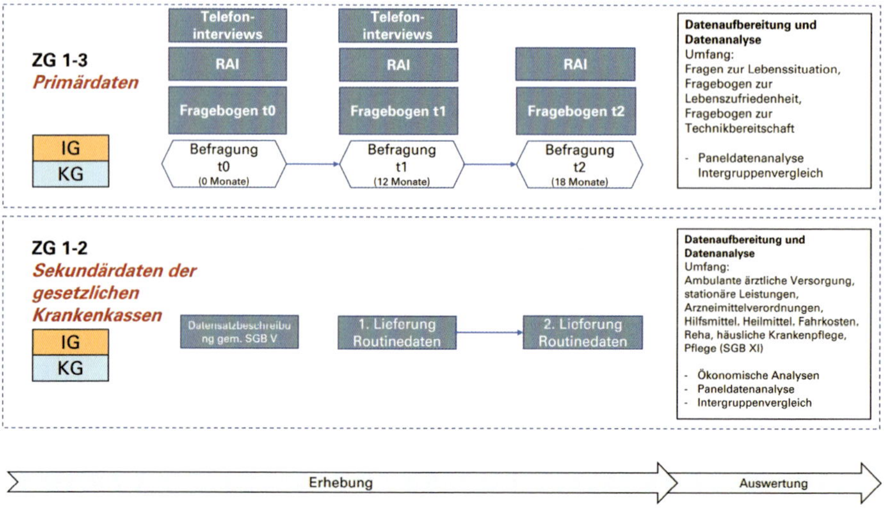

Quelle: Eigene Darstellung

5.1.2.1 Routinedaten

Für die Zielgruppe 1 und 2 wurden insgesamt 1.192 Datensätze zu Abrechnungsdaten bei den jeweiligen gesetzlichen Kranken- und Pflegekassen der ReKo-Klientinnen und -Klienten der Interventions- und der Kontrollgruppe abgerufen (GKV-Routinedaten). Aus der ReKo-Interventionsgruppe wurden dabei 554 GKV-Datensätze abgerufen, aus der ReKo-Kontrollgruppe 638. Die abgerufenen Datensätze enthielten Angaben zu stationären Krankenhausleistungen, zur ambulanten ärztlichen Versorgung, zur Arzneimittelversorgung, zur Heil- und Hilfsmittelversorgung, zu Leistungen der stationären und/oder ambulanten Rehabilitation, zu Leistungen der häuslichen Krankenpflege, zu Pflegeleistungen nach SGB XI sowie zu angefallenen Fahrtkosten in den Erhebungszeiträumen. Die benannten GKV-Datensätze wurden klientinnen- bzw. klientenbezogen zu zwei Zeitpunkten abgerufen: Unmittelbar vor Beginn der ReKo-Interventionen und unmittelbar nach der Beendigung der ReKo-Interventionen. In den GKV-Datensätzen zur Erhebung der Versorgungssituation vor Beginn der ReKo-Interventionen wurden ein Zeitraum von einem Jahr vor Einschreibung der jeweiligen ReKo-Klientinnen und -Klienten sowie das Jahr 2019 als Kontrollzeitraum berücksichtigt. In den GKV-Datensätzen zur Erhebung der Versorgungssituation nach Beendigung der (maximal einjährigen) ReKo-Interventionen wurde retrospektiv ebenfalls ein Zeitraum von einem Jahr berücksichtigt. Die GKV-Routinedaten wurden durch eine unabhängige (ReKo-externe) Datentreuhandstelle pseudonymisiert und zur Auswertung an die ReKo-Evaluationen übermittelt.

5.1.2.2 Infrastrukturanalysen

Die Analyse der regionalen Infrastruktur (ISA) umfasste sowohl die regionale Versorgungsinfrastruktur als auch die regionale IT-Infrastruktur. Die ISA wurde zu zwei Zeitpunkten im Projektverlauf durchgeführt, zu Interventionsbeginn (t0) und zu Projektende (t1).

Für die Analyse der Versorgungsinfrastruktur wurde das Modell des Community Health Assessements (Cassells 2015), welches für die spezifischen Projektbelange an einigen Stellen angepasst und erweitert wurde, zugrunde gelegt. Für die Analyse der regionalen IT-Infrastruktur wurden verschiedene Parameter der digitalen Vernetzung von Kommunen, Privathaushalten, Stakeholdern des Gesundheitswesens sowie Förderinitiativen erhoben.

Die Datenerhebung basierte jeweils auf einer systematisierten Datenbank-/Onlinerecherche. Des Weiteren wurden Informationen bei den einbezogenen Landkreisen angefragt und recherchiert. Ergänzt wurde die Analyse durch qualitative Befragungen (Fokusgruppen/Gruppeninterviews) von regionalen Stakeholdern. In diesem Zusammenhang wurden die identifizierten Sekundärdaten zur ISA auf Plausibilität geprüft.

5.1.2.3 Standardisierte Fragebogen-Erhebungen

Fragebogen zur Technikbereitschaft

Um die Technikbereitschaft hinsichtlich des Umgangs mit neuen technischen Systemen speziell für ältere Menschen zu erfassen, wurde die „Kurzskala Technikbereitschaft" nach Neyer et al. (2012) integriert. Diese beinhaltet zwölf Items.

Fragebogen zum Vertrauen in technologische Strukturen

Die Erhebungen im ReKo-Fragebogen beinhalten außerdem einen Fragebogen zum Vertrauen in technologische Strukturen bzw. digitale Anwendungen. Dadurch können etwaige Effekte der Intervention identifiziert werden, die die Einstellung der Probandinnen und Probanden zu digitalen Lösungen in der gesundheitlichen Versorgung betreffen. Verwendet wurden 15 ausgewählte Items aus dem „Trust in Technology"-Fragebogen nach McKnight et al. (2009) sowie aus dem Fragebogen nach McKnight et al. (2002), welcher Vertrauensaspekte hinsichtlich der Internetnutzung abfragt.

Fragebogen zum Belastungserleben pflegender Angehöriger

Zur Erfassung des Belastungserlebens pflegender und Unterstützung leistender An- und Zugehöriger wurde der Fragebogen zum Belastungserleben (Burden Scale for Family Caregivers/Häusliche Pflege Skala) (Gräßel und Leutbecher 1993) eingesetzt. Dieser besteht aus 28 Items.

Fragebogen zur Lebenszufriedenheit

Der Fragebogen zur Lebenszufriedenheit (FLZ) (Fahrenberg et al. 2000) besteht aus zehn Skalen mit jeweils sieben Items. Die Skalen fragen die Zufriedenheit mit verschiedenen Lebensbereichen ab.

Fragebogen zur gesundheitsbezogenen Lebensqualität

Zur Messung der gesundheitsbezogenen Lebensqualität fand der Fragebogen zum Gesundheitszustand (SF-36) (Morfeld et al. 2011) Anwendung. Der SF-36 setzt sich aus zwei Summenskalen, der körperlichen und psychischen Summenskala, zusammen, welche wiederum aus jeweils vier Subskalen bestehen. Der Fragebogen erhebt außerdem die Gesundheitsveränderung durch den Vergleich mit dem vergangenen Jahr ab.

Fragebogen zum Belastungserleben professioneller Helferinnen und Helfer

Um die Belastung der professionellen Akteure im Versorgungssystem abzubilden, wird der Fragebogen zur Arbeitsbelastung in der Krankenpflege (Bartholomeyczik 2014) genutzt. Dieser besteht aus zwölf Items, welche den zwei Subskalen „Koordinations- und Informationsprobleme" und „Psychophysische Überforderung" zugeordnet werden.

Sorgenetzwerke

Zur Erfassung von Veränderungen in den Sorgenetzwerkstrukturen der ReKo-Probandinnen und -Probanden wurde ein eigens entwickelter (und derzeit noch nicht validierter) Sorgenetzwerke-Fragebogen verwendet.

Case Management-Fragebogen

Zur Auswertung von Erfahrungen der Case Management-Intervention wurde in Zusammenarbeit der Abteilung Pflegewissenschaft der Universität Osnabrück mit Prof. Monzer (DGCC) ein Fragebogen entwickelt. Auch dieser Fragebogen ist noch nicht validiert. Die Fragen zielen vor allem auf die Organisation der Versorgungssituation sowie deren Rechtzeitigkeit und Transparenz ab. Außerdem werden das Mitspracherecht und die Möglichkeit eigene Entscheidungen zu treffen abgefragt. Der Fragebogen ist nicht endpunktrelevant und wurde daher auch nicht systematisch in die Evaluationen eingebunden. Ausgesuchte Erkenntnisse aus diesen Erhebungen wurden aber im Sinne des Mixed-Methods-Ansatzes zur Plausibilisierung z. B. qualitativer Ergebnisse herangezogen.

5.1.2.4 Qualitative Erhebungen

Interviews und Fokusgruppen

Im Rahmen der qualitativen Erhebungen wurden durch wissenschaftliche Mitarbeitende in der Interventionsgruppe und Kontrollgruppe leitfadengestützte Interviews zur Analyse der subjektiv erlebten Wirkungen der ReKo-Interventionen und zur Bewertung des IT-Ökosystems durchgeführt. Die qualitativen Interviews zur t0-Erhebung wurden im Zeitraum von März bis August 2021 und zur t1-Erhebung im Zeitraum von November 2022 bis Mai 2023 geführt. Aufgrund der Kontaktrestriktionen der COVID-19-Pandemie wurden die t0-Interviews telefonisch oder per Videokonferenz durchgeführt. Die t1-Erhebungen konnten aufgrund von Lockerungen der Kontaktrestriktionen zum Teil persönlich durchgeführt werden. Darüber hinaus wurden Fokusgruppen mit den Case Managerinnen und Case Managern und den pflegenden Angehörigen der Kontrollgruppe zum Messzeitpunkt t0 durchgeführt.

Zur Analyse von subjektiv erlebten Wirkungen der Case Management-Organisation wurden leitfadengestützte problemzentrierte Interviews nach Witzel (2000) eingesetzt. Dadurch konnte bei der Leitfadenerstellung auf deduktives Vorwissen zurückgegriffen werden, die Analysen ermöglichen darüber hinaus eine induktive Ergänzung durch die Aussagen der Interviewteilnehmenden, wodurch bestehendes Wissen mit neuen Erkenntnissen angereichert werden konnte. Für die Methodik der Interviews wurde darüber hinaus auch auf Ansätze der semistrukturierten Interviews nach Gläser und Laudel (2010) zurückgegriffen, um neben vorbereiteten Fragestellungen weitere situative, vom Gesprächsverlauf abhängige, Fragen stellen zu können. Alle Interviews wurden aufgezeichnet, transkribiert und mittels Qualitativer Inhaltsanalyse nach Mayring (2015) ausgewertet.

Die Fragestellungen beinhalteten dabei je nach Zielgruppe verschiedene Themenbereiche. Zur Bewertung des IT-Ökosystems wurden z. B. IT-Ausstattung und -Nutzung, Bedarfe, Nutzungsabsichten und Erfahrungen abgefragt. Zur Erfassung der subjektiv erlebten Wirkungen der Case Management-Organisation waren Erfahrungen mit der Regelversorgung, Zufriedenheit mit dem ReKo-Case Management, Belastungserleben und Versorgungsqualität Themen der Befragung.

Qualitative Beobachtungsstudien

Teilnehmende Beobachtungen der Case Managerinnen und Case Manager wurden zu t0 und t1 durchgeführt. Dazu erfolgte die Begleitung während eines normalen Arbeitstages. Zur Abbildung des Tätigkeitsspektrums wurde ein Beobachtungsprotokoll entwickelt, in dem Art und Dauer der Kontakte, Kontaktpersonen sowie konkrete Inhalte minutengenau festgehalten wurden. Die Daten der Protokolle wurden deskriptiv (z. B. Häufigkeiten) ausgewertet.

Zusätzlich wurden Feld- und Gesprächsnotizen erstellt, die entsprechend der Qualitativen Inhaltsanalyse (Mayring 2015) analysiert wurden.

5.1.2.5 Klinische Assessements

Die Erfassung von objektiven Pflegebedarfen bei den Zielgruppen 1 und 2 erfolgte mittels der klinischen Assessments interRAI HC (Garms-Homolová 2002, 2020) und Barthel-Index (Mahoney und Barthel 1965).

interRAI HC

Das interRAI HC wird (international) primär in der Pflegepraxis zur Beurteilung von Pflegebedürftigkeit und Pflegebedarfen sowie der Planung und Evaluation von Maßnahmen eingesetzt. Grundlage hierfür bildet ein Fragebogen, in dem Selbstauskünfte der Betroffenen, ggf. unterstützt durch An- und Zugehörige, in Form von Gesprächen erfasst werden.

Das interRAI HC besteht aus ca. 320 Items, die 14 Bereichen zugeordnet werden. Der Fokus liegt auf der Erfassung der aktuell vorhandenen Fähigkeiten und der subjektiv empfundenen Lebensqualität. Betrachtet wird jeweils der Zeitraum der letzten sieben bzw. 90 Tage vor Erhebungsdatum, je nach Item.

In ReKo wurden die fünf Skalen ADLH, IADLCH, CHESS, CPS und MAPLe (s. u.) in die Analysen einbezogen. Mit diesen Skalen können Aussagen zu Entwicklungen im Bereich der körperlichen und geistigen Fähigkeiten, zur Bewältigung von Alltagsaufgaben, zum Gesundheitszustand sowie zur Dringlichkeit der Veranlassung von unterstützenden Maßnahmen getroffen werden.

- **ADLH** – Aktivitäten des täglichen Lebens
  - Fähigkeiten in Bereichen der körperbezogenen Selbstpflege, wie bspw. waschen, anziehen, ausscheiden.
- **IADLCH** – Instrumentelle Aktivitäten des täglichen Lebens (potenzielle Leistungen)
  - Fähigkeiten in Bereichen der Alltagsbewältigung, wie bspw. einkaufen, telefonieren, Treppen steigen.
- **CHESS** – Gesundheitsveränderungen, Symptome, Krankheitszeichen und Lebensende
  - Stabilität des Gesundheitszustandes auf Grundlage von körperlichen und geistigen Fähigkeiten, Krankheitssymptomen und Ernährungsproblemen.
- **CPS** – Cognitive Performance Scale (Skala der kognitiven Leistungsfähigkeit)
  - Kognitive Leistungsfähigkeit in den Bereichen Alltagsentscheidungen, Kurzzeitgedächtnis, Ausdrucksfähigkeit und Ernährung.
- **MAPLe** – Methods for Assessing Priority Levels
  - Priorisierung des Unterstützungsbedarfes unter Einbezug von Aspekten, wie bspw. körperliche und kognitive Fähigkeiten, Verhalten, häusliche Umwelt.

Pflegeassessment Barthel-Index

Zur Erfassung von Unterstützungs- und Pflegebedarfen aufgrund körperlicher Einschränkungen wurde zusätzlich zum interRAI HC der Barthel-Index (BI) (Mahoney und Barthel 1965; Lübke 2004; Lübke et al. 2004) eingesetzt. Er umfasst zehn Items, die sich auf körperliche Fähigkeiten im Bereich der Aktivitäten des täglichen Lebens beziehen.

Für das ReKo-Evaluationsdesign wurde ein Ethikvotum bei der Ethikkommission der Universität Osnabrück beantragt und vor Beginn der empirischen Evaluationsarbeiten unter dem Aktenzeichen 4/71043.5 im Juli 2020 positiv beschieden.

5.2 Kernergebnisse der ReKo-Evaluationen

5.2.1 ReKo-Case Management verbessert die subjektiv erlebte Versorgungssicherheit

Ein stabiles Sorgenetzwerk aufzubauen und sicherzustellen, birgt einige Herausforderungen und Anforderungen. Oft ist dies durch Unsicherheiten und Informationsdefizite zu verfügbaren Leistungs- und Unterstützungsangeboten, aber auch durch individuelle Beeinträchtigungen bei der Informationsbeschaffung und Organisation der Unterstützungsleistungen erschwert.

Welchen Einfluss die Etablierung einer Case Management-Organisation auf Personen mit (angehender) Pflegebedürftigkeit (Zielgruppe 1–2), pflegende An- und Zugehörige (Zielgruppe 3) und Vertreterinnen und Vertreter der Versorgungspraxis (Zielgruppe 4) auf das Erleben von Versorgungssicherheit nimmt, zeigen die Ergebnisse der qualitativen und quantitativen Erhebungen im Prä-Post-Vergleich. Zur Bearbeitung dieser Fragestellung wurden die Ergebnisse aus standardisierten Erhebungen (Fragebogen zum Belastungserleben der (pflegenden) An- und Zugehörigen (HPS-Skala) und der professionell Helfenden (Zielgruppe 4), eigens entwickelte Fragebögen zur Sorgenetzwerkstruktur und qualitative Interviews mit den Zielgruppen 1 bis 4 herangezogen.

5.2.1.1 Stabilisierung der Sorgenetzwerke (Zielgruppe 1–4)

Über die befragten Zielgruppen (Zielgruppe 1–4) hinweg beschreiben die Menschen ihre Sorgen und Ängste vor instabilen Sorgenetzwerken. Das zeigen die Ergebnisse der qualitativen Erhebungen *vor* der ReKo-Intervention (t0) eindeutig (siehe Abbildung 14).

Abbildung 14: Einschätzungen zur Versorgung vor Beginn der ReKo-Intervention

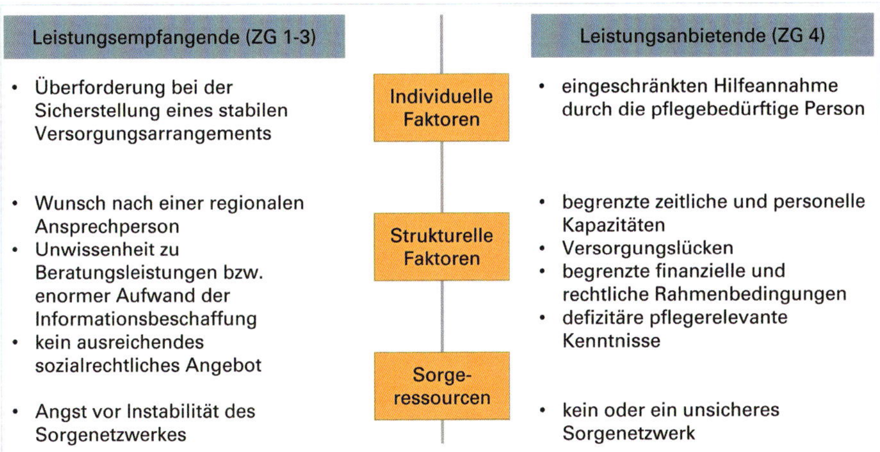

Quelle: Eigene Darstellung

Komplexe Problemlagen führten zu einer Überforderung und Überlastung bei der Sicherstellung und Stabilisierung der Versorgung der Betroffenen und stellten die Versorgungspraxis regelmäßig vor Herausforderungen. Die Komplexität der Versorgungslagen lässt sich, so zeigen die Analysen der durch die Befragten beschriebenen Problemlagen, über die Dimensionen „Individuelle Faktoren", „Sorgeressourcen" und „Regionale Versorgungsstrukturen" systematisieren. Komplexe Problemlagen ergeben sich durch *individuelle Faktoren* z. B. durch die je konkreten gesundheitlichen Beeinträchtigungen, durch die je spezifischen pflegerischen Bedarfe und Bedürfnisse, durch fehlende Compliance, durch Suchtproblematiken oder prekäre Wohnverhältnisse auf Seiten der Menschen mit (angehender) Pflegebedürftigkeit und durch Überforderung und Überlastung bei der Sicherstellung des Sorgearrangements durch An- und Zugehörige. Komplexe Problemlagen können weiterhin durch *begrenzte Sorgeressourcen*, etwa durch kleine, instabile oder nicht vorhandene Sorgenetzwerke entstehen. Schließlich begünstigen *begrenzte regionale Versorgungsstrukturen* komplexe Problemlagen, etwa durch fehlende oder mangelnde Beratungs- und Versorgungsangebote oder besondere Mobilitätsanforderungen zur Erreichbarkeit der Versorgungsangebote im ländlichen Raum. Erst die je konkrete Konstellation der Herausforderungen in diesen drei Dimensionen führt fallspezifisch zu komplexen und in der Regel dynamischen Anforderungen beim Aufbau und der Aufrechterhaltung von stabilen Sorgenetzwerken.

Die Befragten der Zielgruppen 1–4 äußerten vor Beginn der ReKo-Interventionen den deutlichen Wunsch nach *einer* Ansprechperson, die fallsteuernd die Lücken in der Versorgung solcher komplexen Fälle auffängt.

Durch die Einrichtung einer ReKo-Case Management-Organisation in den Interventionsregionen ist es über die Projektlaufzeit gelungen, *Sorgenetzwerke aufzubauen und zu stabilisieren* und, so zeigen die empirischen Erhebungen, so zu einer Verbesserung der erlebten Versorgungssicherheit beizutragen. Die Auswertung der standardisierten Befragung zur Entwicklung von Sorgennetzwerken der Menschen mit (angehender) Pflegebedürftigkeit (Zielgruppe 1–2) zeigt, dass die durchschnittliche *Anzahl der beteiligten Personen in den Sorgenetzwerken* der durch ein ReKo-Case Management begleiteten Personen in der ReKo-Interventionsregion im Vergleich zur Kontrollgruppe über den Projektverlauf (t0-t1) *signifikant gestiegen* ist (siehe Abbildung 15).

Abbildung 15: Entwicklung Sorgenetzwerke in der Interventionsgruppe im Prä-Post-Vergleich

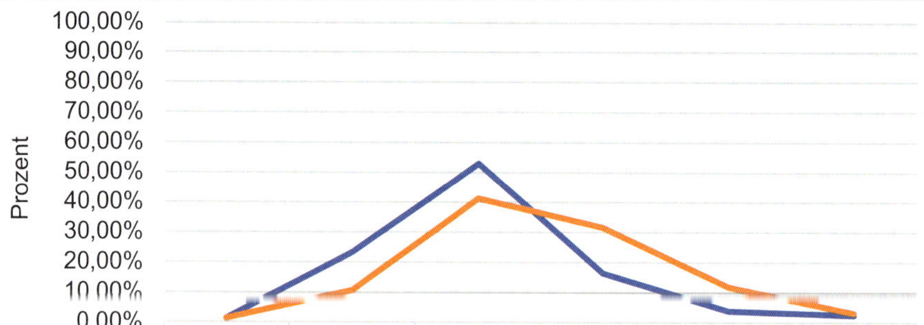

	0 Pers.	1 Pers.	2 Pers.	3 Pers.	4 Pers.	5 Pers.
t0	1,30%	23,40%	52,90%	16,40%	3,80%	2,50%
t1	1,30%	10,70%	41,30%	31,60%	11,90%	3,20%

Anzahl der Personen

t0 t1

Quelle: Eigene Darstellung

Zum Ende der ReKo-Intervention ist die jeweils zugeordnete ReKo-Case Managerin bzw. der jeweils zugeordnete ReKo-Case Manager bei Probandinnen und Probanden der Zielgruppe 3 jene Person, die am häufigsten (26 %) als *verantwortliche Ansprechperson* im eigenen *Sor-*

genetzwerk wahrgenommen wird, als Instanz also, die am ehesten bei Unterstützungsbedarf kontaktiert wird (siehe Abbildung 16).

Abbildung 16: Verantwortliche Unterstützungspersonen im Sorgenetzwerk nach der ReKo-Intervention (Zielgruppe 3, Interventionsgruppe, t1, n=86)

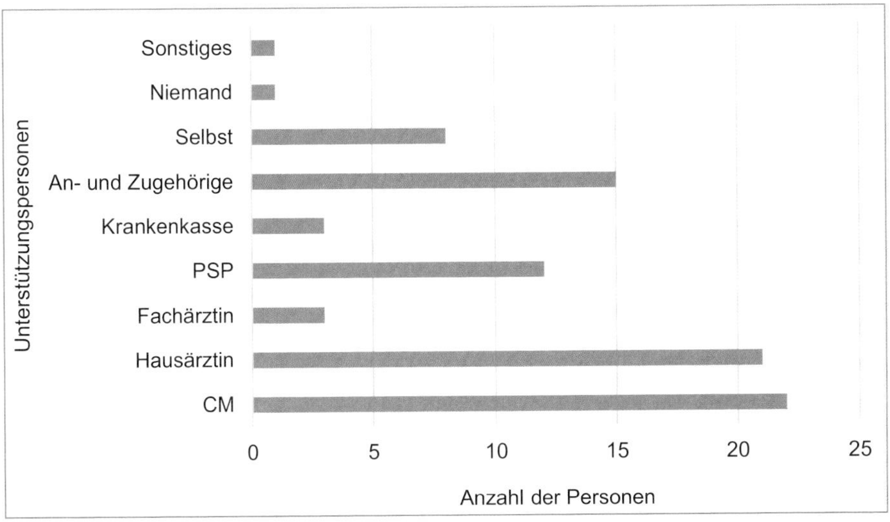

Quelle: Eigene Darstellung

Die Ergebnisse der qualitativen Befragungen unterstreichen diese Erkenntnis deutlich. Die Leistungsempfangenden des ReKo-Case Managements (Zielgruppe 1–3) beschreiben die Verfügbarkeit einer *unabhängigen, vertrauensvollen und kontinuierlich erreichbaren Ansprechperson als zentralen Faktor für die Verbesserung der subjektiv erlebten Versorgungssicherheit*. Neben diesem Aspekt betonten die Befragten die *wohnortnahe und aufsuchende Beratung und Unterstützung* als relevante Gelingensbedingung, die durch die dezentrale Verortung des ReKo-Case Managements in den Kommunen der Interventionsregion sichergestellt werden konnte.

Eine Verbesserung der subjektiv erlebten Versorgungssicherheit ergibt sich aus Perspektive der Zielgruppe 1 bis 3 demnach insbesondere durch *Unterstützung bei administrativ-bürokratischen Herausforderungen* im Gesundheits- und Pflegesystem, durch *sozial-emotionale Unterstützung* im Versorgungsprozess, durch eine verlässliche *langfristige Begleitung* durch die *Koordination des Sorgenetzwerkes* durch das ReKo-Case Management sowie durch *Informationsbeschaffung und Unterstützung bei der Erweiterung von Sorgenetzwerken* durch regional verfügbare informelle und professionelle Akteure.

Die Beziehung zu den ReKo-Case Managerinnen und -Case Managern wird über den Projektverlauf als vertrauensvoll und emotional unterstützend beschrieben. Das ReKo-Case Management konnte damit, so die Ergebnisse der qualitativen Befragungen in Zielgruppe 1–3, vertrauensvolle und zugewandte Beziehungen als Grundlage für den Erfolg von Beratungsprozessen (Großmann 2009; Wendt 2007) sicherstellen.

Die Ergebnisse der Analysen verweisen auf folgenden Befund: *Das ReKo-Case Management kann instabile Sorgennetzwerke stabilisieren, die subjektiv erlebte Versorgungssicherheit verbessern und spürbare Entlastung aus Sicht der Befragten der Zielgruppe 1–3 erreichen* (siehe Tabelle 5).

Tabelle 5: „Subjektiv erlebte Versorgungssicherheit": Exemplarische Interviewpassagen

ZG 1–2	ZG 3
„Das baut mich auf, wenn sie hier war." (I-12–4)	„Aber ich habe mich sicherer gefühlt. Also dadurch, dass sie mir erklärt hat, wie das laufen müsste oder wie man das machen kann, fühlte ich mich viel sicherer und auch so wahrgenommen. Also von meinen Geschwistern fühle ich mich nicht wahrgenommen. Die gucken so an mir vorbei und sagen, ‚das muss anders gemacht werden', obwohl die diesen ganzen Kram nicht kennen. Und sie gab mir so eine Sicherheit. Und das fand ich gut." (I-3–13)
„Ja, man hat sich danach [nach dem CM-Termin] irgendwie sicherer gefühlt" (I-12–3). „Man fühlt sich dann irgendwann sicherer, wenn man so eine Nummer im Hinterhalt hat, wo man notfalls anrufen kann." (I-12–3)	„Also, das hat mir so ein Stückchen Sicherheit im Hinterkopf gegeben, dass ich gesagt habe, wenn da jetzt irgendwas Dramatisches ist, dann rufe ich erst Frau X an. Also, ich habe jemanden, den ich einfach sofort anrufen kann, und der ist unabhängig, dass der irgendwas von mir will oder so. Neutral. Der ist neutral, und der ist erstmal um mich bemüht, dass mir geholfen wird." (I-3–4)
„Dass ich eine Absicherung habe" (I-12–13) „[...] sich da keinen großen Kopf mehr drum machen muss. Man hat einen Ansprechpartner der ReKo und die Frau X, die kümmert sich dann." (I-12–13)	„Das bringt so viel mehr Sicherheit, weil man einen Ansprechpartner hat, der in der Regel genau weiß, wovon er spricht." (I-3–19)
„Ja, nein. Es ist ja eine andere Situation, ja? Als man noch, wie gesagt, alles machen konnte, Haushalt und Garten und Sport und Radfahren, dann kam der Einschnitt, dieses Krankenhaus und dann ging es erst mal ganz runter, ja? Das war eine ganz andere Situation danach. Und dann, wie gesagt, diese Hilfe von REKO von der Frau X, das hat dann den Auftrieb gegeben und aus der Situation, da muss ich sagen, da bin ich jetzt absolut sicher und so und auch zufrieden." (I-12–20)	„Es ist wirklich schön, wenn man einen Case-Manager hat und dann auch aktuell noch mal besprechen kann, gut, was ist jetzt der nächste Schritt, was können wir jetzt noch machen, um die Situation der zu pflegenden Person weiter zu verbessern und man hat ja sonst keine allgemeine Stelle, sage ich mal, wo man so verschiedene Möglichkeiten besprechen kann. Also es gibt verschiedene Kontakte oder Kontaktstellen, aber das ist ja nie so umfassend, wie das jetzt in dem REKO-Projekt war." (I-3–10)

ZG 1–2	ZG 3
„So, da kümmert sich jetzt einer. Es tut sich was, ne? Und es läuft." (I-12–6)	„Ja, einfach dieses Wissen, dass da jemand ist, das, das hat mir schon ganz viel Sicherheit gegeben. Das Gefühl zu haben, nicht alleine davor zu stehen. Gerade wenn man dann in so einer Situation ist. Man ist selber in einem totalen Ausnahmezustand und wo man eigentlich auch gar nicht mehr so klar Gedanken fassen kann. Und dann ist da jemand, den kann man anrufen und der kommt und der bringt die ganzen Papiere, der bringt sie auch noch zur Post. (.) Ja, das war einfach so vertrauensvoll, mich da so ein bisschen in die Hände zu begeben und zu sagen, ja, okay, ich weiß, es wird auch für mich geregelt. Und das war eigentlich total wichtig. Ja." (I-3–18)

Quelle: Eigene Darstellung

5.2.1.2 Entlastung (pflegender) An- und Zugehöriger (Zielgruppe 3)

Die Ergebnisse der quantitativen Befragung zum Belastungserleben von (pflegenden) An- und Zugehörigen über die *Häusliche Pflege-Skala* (HPS, Gräßel und Leutbecher 1993) verweisen zu Beginn der ReKo-Intervention (t0) in der Interventions- und Kontrollgruppe auf ein moderates Belastungserleben im Vergleich zu bundesweit verfügbaren Referenzwerten (Gräßel und Leutbecher 1993). Eine mögliche Begründung dafür ist, dass eine Studienteilnahme zeitliche Ressourcen erforderte, die stark belastete (pflegende) An- und Zugehörige eher von einer Teilnahme abhielt. Für An- und Zugehörige demenzerkrankter Menschen wurde in der Interventionsgruppe dagegen eine *mittelgradige Belastung* mit einem erhöhten Risiko für psychosomatische Beschwerden gemessen (Gräßel und Behrndt 2016; Gräßel und Leutbecher 1993). Im ReKo-Projekt war besonders diese Gruppe relativ stark vertreten, da der Zugang für demenziell erkrankte Pflegebedürftige selbst nicht möglich war. Die Interventionen des ReKo-Case Managements richteten sich in diesen Fällen prioritär auf eine Unterstützung der An- und Zugehörigen, hatten aber auch in diesem Sinne eine Stabilisierung der Sorgenetzwerke zum Ziel. Die Evaluationsdaten weisen überdies hohe Standardabweichungen vom Summenscore zu allen Erhebungszeitpunkten für die Interventions- und Kontrollgruppe auf. Das Belastungserleben ist demnach in beiden Gruppen sehr heterogen verteilt.

In den *qualitativen Interviews* berichteten die Befragten der Zielgruppe 3 von zahlreichen Belastungsfaktoren als (pflegende) An- und Zugehörige. Dazu gehören insbesondere materielle bzw. *finanzielle Belastungen* sowie *soziale, psychische und physische Stressoren.* Sorgearbeit durch (pflegende) An- und Zugehörige geht demnach auch in den ReKo-Studiengruppen der Interventionsgruppe und der Kontrollgruppe mit Einschränkungen der Beschäftigungsverhältnisse (und entsprechenden finanziellen Einbußen), mit hohem psychischem Druck (bis hin zu Burn-Out-Phänomenen), mit Überforderung und Überlastung bei administrativen Aufgaben, mit körperlichen Verschlechterungen des Allgemeinzustandes sowie mit Beschränkungen der freien Alltagsgestaltung einher. Die interviewten Personen beschreiben zu t0 (vor der ReKo-Intervention) vielfach, dass sie sich in einer „Auswegs- und Hilflosigkeit" befinden.

Das Belastungserleben von An- und Zugehörigen entwickelt sich über den Projektverlauf im Vergleich von Interventions- und Kontrollgruppe signifikant unterschiedlich. Bei An- und Zugehörigen der Kontrollgruppe (kein ReKo-Case Management) zeigt sich eine signifikante Zunahme des Belastungserlebens zwischen t0 und t1. Dies wird auf progrediente Pflegeverläufe und entsprechend zunehmende Anforderungen und objektive Belastungen für (pflegende) An- und Zugehörige zurückgeführt. Bei An- und Zugehörigen der ReKo-Interventionsgruppe (Unterstützung durch ReKo-Case Management) ist zwischen den Erhebungszeitpunkten t0 und t1 ein stagnierendes bzw. leicht sinkendes Belastungsniveau nachzuweisen. Bei ebenfalls progredienten Pflegeverläufen und wachsenden Anforderungen an die Sorgenetzwerke kann dieser Befund auf einen *präventiven Effekt des ReKo-Case Management in Bezug auf das Belastungserleben von An- und Zugehörigen* zurückgeführt werden. Zwischen t1 und t2 (Messzeitpunkt sechs Monate nach Beendigung der ReKo-Case Management-Interventionen) steigt das Belastungserleben von (pflegenden) An- und Zugehörigen der ReKo-Interventionsgruppe wieder an, was die Interpretation der entlastenden Funktion des ReKo-Case Management stützt. In der Kontrollgruppe ist ein kontinuierlicher Anstieg des Belastungserlebens von t0 zu t1 bis t2 erkennbar. In der Gesamtschau gleichen sich die Werte von Interventionsgruppe und Kontrollgruppe aufgrund dieser Entwicklung über den Projektverlauf an (unterschiedliche Ausgangswerte) und unterscheiden sich bereits zu t1 nicht mehr signifikant (siehe Abbildung 17).

Abbildung 17: Veränderung des Belastungserlebens von An- und Zugehörigen im Prä-Post-Vergleich

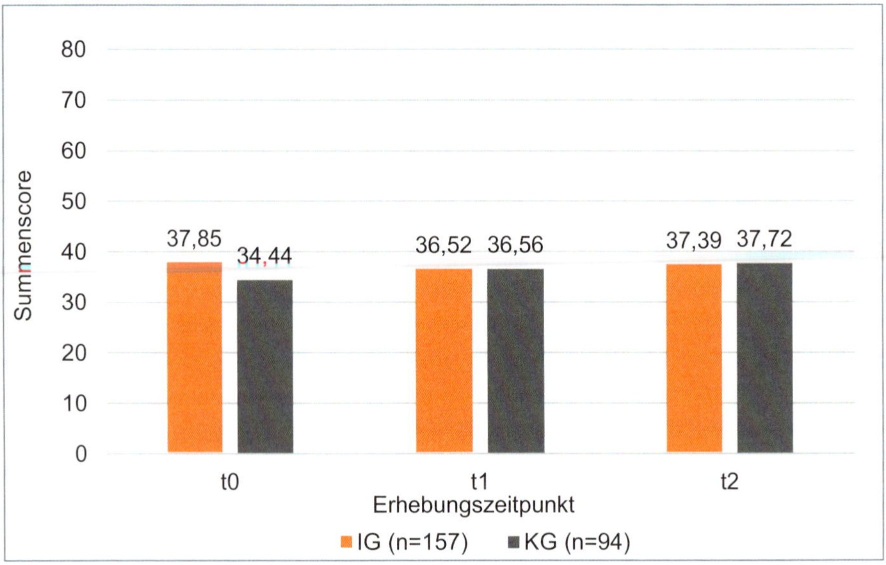

Quelle: Eigene Darstellung

Die Auswertung der qualitativen Interviews *nach* ReKo-Case Management-Interventionen (t1) bestätigen diese Befunde (siehe Tabelle 6). Das pflegebezogene ReKo-Case Management konnte demnach auf Seiten der An- und Zugehörigen zur Entlastung in Bezug auf subjektive und objektive Belastungsfaktoren (Gräßel und Behrndt 2016) beitragen: Die Befragten berichten, dass die Stabilisierung der Sorgenetzwerke durch das ReKo-Case Management mit *neuen zeitlichen Spielräumen* für die An- und Zugehörigen einherging, die z. B. zur *Wiederaufnahme oder Erweiterung von Beschäftigtenverhältnissen* oder zur *Wiederbelebung von vernachlässigten sozialen Kontakten* genutzt werden konnten. Über wiedererlangte berufliche Spielräume sowie durch die Durchsetzung bisher unbeachteter sozialrechtlicher Leistungsansprüche erlebten die Befragten auch *Entlastungen im materiellen und finanziellen Bereich*. Berichtet wird auch davon, dass die ReKo-Case Management-Vermittlung von Behandlungsoptionen und begleitenden Diensten für stark psychisch belastete, bzw. ggf. auch psychisch erkrankte pflegende An- und Zugehörige zu wichtigen *Entlastungen im Bereich des psychischen Wohlbefindens* geführt haben. Die ReKo-Case Management-Vermittlung von Angeboten zur Betreuung der zu pflegenden Personen (z. B. Tagespflege, Entlastungspflege, Nachtpflege) ging, so die Aussagen der Befragten, mit *Entlastungen im sozialen Leben* der An- und Zugehörigen und in der Summe der benannten Faktoren auch mit *Verbesserungen im Bereich des subjektiv erlebten gesundheitlichen Wohlbefindens* auf Seiten der An- und Zugehörigen einher.

Tabelle 6: Belastungserleben der pflegenden An- und Zugehörigen in Anlehnung an Wilz und Gunzelmann 2017

Kategorie	Ankerzitat (t0)	Ankerzitat (t1)
Materielle und finanzielle Belastungen	„Also ich habe meine Stunden allerdings jetzt seit Anfang des Jahres reduziert. [...] weil das doch, doch zu anstrengend wird mittlerweile." (I-3–5)	„Ja. Und so ging es dann. Ehrlich. Und dann konnte ich auch nicht mehr arbeiten. (.) Und das ist jetzt wieder- ich kann wieder voll arbeiten." (I-3–37)
Belastungen des psychischen Wohlbefindens	„Es ist schwer, ich kann nachts nicht mehr so gut schlafen und ich bin da schon sehr belastet durch." (I-3–2)	„Also da kommt noch eine ganze Menge auf uns zu. Aber es haut mich nicht mehr so um wie- Also vorher war es wirklich so, ich bin morgens aufgewacht und hab gedacht, das muss ich, das muss, das muss ich, das muss ich und dann ist wie so eine Mauer hochgefahren. Und dann ging es auch nicht mehr." (I-3–37)
Belastungen des sozialen Lebens	„Die Zeit, wo ich mit meiner Mutter zusammen bin, diese Pflegezeit, sage ich mal, das ist ja außerhalb dieser Pflegezeit, wo ich das dann wieder machen muss. Das geht ja von meiner Zeit, von meinem privaten ja schon wieder weg." (I-3–11)	„Ja für mich [gab es] kein Privatleben natürlich, ja. Also kein Leben mehr. [...] Also diese Schule, Tagesförderung, das hat [Name CM] ausgesucht, das ist also die beste. Ja. [...] also diese dreieinhalb Stunde das ist wie- ich weiß nicht, weil, ich kann ein bisschen erholen und neue Kraft [tanken]." (I-3–35)
Belastungen der körperlichen Gesundheit	„Genau und selber bin ich halt auch noch krank und das darf man auch nicht vergessen, aber sowas blendet man dann einfach aus." (I-3–4)	„Und dann haben wir mal ausprobiert, wie kriegen wir es zuhause hin. Und im Sommer habe ich dann gemerkt, ich kann nicht mehr, Mama wurde dann auch alles schlimmer mit dem Zucker. Die hat Typ eins und zwei Diabetes, hat eine Demenz dadurch und Gehirnverkalkung. Und dadurch konnte man nicht mehr richtig mit ihr umgehen. Die war mal so, mal so drauf. Und dann hat sie mir auch geholfen, dass wir das Pflegeheim, das mit hinkriegten." (I-3–33)

Quelle: Wilz und Gunzelmann 2017

Die qualitativen Analysen der Befragungen von An- und Zugehörigen verdeutlichen allerdings auch *zwei bedeutsame Grenzen des ReKo-Case Management-Angebotes*: Das ReKo-Angebot kann erstens ein *Sorgenetzwerk und Hauptpflegepersonen letztlich nicht aus der Verantwortung* nehmen und für vollständige Entlastung in der Pflegesituation sorgen. Das ReKo-Angebot kann zweitens *keinen direkten Einfluss auf die häufig progredient verlaufenden Erkrankungs- und Pflegeprozesse* nehmen, es dient der Stabilisierung und Verbesserung von Sorge- und Versorgungskontexten und wird dabei nicht unmittelbar therapeutisch-pflegerisch tätig.

5.2.1.3 Entlastungserleben bei Akteuren der Versorgungspraxis (Zielgruppe 4)

Die Akteure der Versorgungspraxis gaben in den Erhebungen *vor* Beginn der ReKo-Intervention (t0) an, bei der Begleitung von komplexen Problemlagen regelmäßig an Grenzen zu stoßen. Berichtet wird von Unsicherheiten in der Zuständigkeit, von zusätzlichen Arbeiten durch komplexe Problemlagen, die durch begrenzte personelle und zeitliche Ressourcen häufig nicht angemessen zu bewältigen und leistungsrechtlich oft nicht abrechenbar seien. Verschiedenste Leistungsanbieter berichten, ihrem beruflichen Ethos, bedarfsgerechte Beratungs-, Unterstützungs- und Hilfsangebote zu machen, in diesen Zusammenhängen häufig nicht entsprechen zu können. Im Rahmen der Interviews *nach* der ReKo-Intervention gaben die Vertreterinnen und Vertreter der Versorgungspraxis an, eine *Entlastung bei der Versorgung von Menschen mit komplexen Problemlagen* zu erleben. Durch die fallsteuernde Arbeit des ReKo-Case Managements, durch gemeinsame Hausbesuche und eine zielführende interprofessionelle Zusammenarbeit mit dem ReKo-Case Management fühlten sich die Befragten sicherer im Umgang mit komplexen pflegerelevanten und häufig sozialgesetzbuchübergeifenden Anforderungen. Durch die Arbeit des ReKo-Case Managements wurde demnach neues Wissen zu Leistungsangeboten aufgebaut, wodurch die *Handlungskompetenz auch weiterer begleitender professioneller Akteure und Akteursgruppen der Versorgungspraxis gefördert* und das *regionale Netzwerk erweitert* werden konnte. Die Befragten betonen, dass durch die Etablierung von ReKo-Case Management bzw. einer ReKo-Case Management-Organisation *keine Doppelstrukturen im Versorgungssystem* aufgebaut werden. Vielmehr fülle der ReKo-Ansatz demnach eine Versorgungslücke in Bezug auf komplexe Problemlagen.

Die standardisierten Analysen zum Belastungserleben der professionellen Akteure der Versorgungspraxis verweisen auf eine Verringerung der Arbeitsbelastung in der ReKo-Interventionsregion, während die Arbeitsbelastung in der Kontrollregion tendenziell eher ansteigt. Diese Befunde lassen jedoch keine signifikanten Unterschiede erkennen. Vor dem Hintergrund heterogener Befragungsgruppen und geringer Gruppengrößen aufgrund pandemiebedingter Schwierigkeiten in der Rekrutierung von Befragungsteilnehmenden aus der Gruppe der professionellen Akteure der Versorgungspraxis sollten entsprechende Studien zur Entlastung dieser unter Bedingungen eines etablierten ReKo-Case Management gesondert durchgeführt werden.

5.2.2 ReKo-Case Management verbessert die subjektiv erlebte Versorgungsqualität

Der Einfluss der ReKo-Interventionen auf die *Entwicklung der Versorgungsqualität* wurde im Rahmen der ReKo-Evaluationen aus Perspektive von Menschen mit Pflegerisiko und Pflegebedarf (Zielgruppe 1+2), von (pflegenden) An- und Zugehörigen (Zielgruppe 3) und von professionellen Akteuren der Versorgungspraxis (Zielgruppe 4) über standardisierte und qualitative Analysen untersucht.

5.2.2.1 Subjektive Einschätzung zur Versorgungsqualität im Prä-Post-Vergleich (Zielgruppe 1–3)

Vor Beginn der ReKo-Intervention (t0) zeigen die Interviews mit Personen der Zielgruppe 1 bis 3 (in der Literatur bereits bekannte) Defizite in der Beratungs- und Versorgungsstruktur auf (Wolff et al. 2023; Hielscher et al. 2017). Die Befragten berichteten in diesem Zusammenhang insbesondere von fehlenden Kenntnissen und erschwerten Zugängen zu Beratungsleistungen und unvollständigen und erschwerten Informationslagen. Die Informationsbeschaffung zu Leistungsangeboten im Pflege- und Gesundheitswesen wird als Herausforderung beschrieben und der Zugang zu sowie die Qualität von Beratungsprozessen als heterogen, komplex und kompliziert. Im Ergebnis fühlen sich die Befragten zu sozialrechtlichen Aspekten und Fragen im Umfeld von Pflege- und Unterstützungsbedarf unzureichend informiert. Konkrete Informationsdefizite zeigen sich zu Unterstützungsangeboten in den Bereichen „Haushalt“, „Pflege“, „Soziale Teilhabe“ und „Wohnraumanpassung“.

Die Interviews mit Personen der ReKo-Zielgruppe 1, 2 und 3 *nach* der ReKo-Intervention (t1) geben Einblick in die entsprechenden Beratungs- und Unterstützungsleistungen des ReKo-Case Managements im Projektverlauf: Die ReKo-Case Managerinnen und -Case Manager stellten den benannten Zielgruppen demnach Informationen und Beratungen sowie Unterstützungen in Bezug auf die Koordination und Administration von sozialrechtlichen Leistungen, pflegerischen, medizinischen und psychosozialen Leistungsangeboten, Angeboten zur Mobilitätssteigerung sowie zu rechtlichen Themen, wie etwa der Einrichtung einer Betreuung bereit.

Konkret erfolgte Beratung und Unterstützung durch das ReKo-Case Management demnach in Bezug auf:

- Angebote der pflegerischen Versorgung (Informationen und Kontaktadressen zu Anbietern von pflegerischen und haushaltsnahen Dienstleistungen),
- Angebote der medizinischen Versorgung (Informationen zu Themen der Rehabilitation, Physiotherapie, Medikamentenbefreiung etc.),
- sozialrechtliche Leistungen (u. a. Ermittlung des Grades der Pflegebedürftigkeit, Leistungen nach §§ 36–45b SGB XI, Hilfe zum Lebensunterhalt, Grundsicherung im Alter, Feststellung über den Grad der Behinderung, Aufnahme in die Werkstätten für behinderte Menschen, Rentenbeantragung, Hilfsmittelbeschaffung etc.),

- psychosoziale Angebote (z. B. Selbsthilfegruppen),
- Wohnraumangebote und die Suche nach Wohnraum,
- Angebote der Mobilitätssteigerung,
- ehrenamtliche Unterstützungsleistungen (Alltagsunterstützung, Fahrdienste) und
- rechtliche Themen (Vollmachten, Betreuungen, Rundfunkbeitragsbefreiung).

Insbesondere die intensive Begleitung durch das ReKo-Case Management war den befragten Personen bis dahin aus Angeboten der Regelversorgung nicht bekannt: *„Ich war sehr überrascht, dass es sowas [gemeint ist das ReKo-Case Management] gibt und dass es überhaupt für die Alten eine Wertschätzung gibt auch. Denn das ist ja nicht so üblich in unserer Gesellschaft. Also es hat mir sehr gutgetan"* (ZG 1–2: I-12–10). *„Und mit sowas rechnet man ja gar nicht. [...] Dass es Menschen gibt, die einem helfen. Kostenlos helfen. Das gibt es ja gar nicht. Und so selbstverständlich helfen, ne? Ja. Das ist so"* (ZG 1–2: I-12–18).

Die benannten Beratungs- und Unterstützungsleistungen durch das ReKo-Case Management führen zu einer *subjektiv erlebten Verbesserung der Versorgungsqualität*, die sich bei den befragten Menschen mit (angehender) Pflegebedürftigkeit und den (pflegenden) An- und Zugehörigen durch eine hohe Zufriedenheit mit dem ReKo-Angebot zum Ausdruck bringt (siehe Tabelle 7).

Tabelle 7: Exemplarische Interviewausschnitte der Zielgruppe 1–2 und 3 aus der Kategorie „Zufriedenheit mit der ReKo-Intervention"

Personen mit (angehender) Pflegebedürftigkeit (ZG 1–2)	Pflegende An- und Zugehörige (ZG 3)
„Ja, also sehr gut. Also sie hat alle- also ohne sie hätte ich jetzt hier die Wohnung nicht und dann, ja, wir haben uns kennengelernt im Krankenhaus, da ist sie auf mich zugekommen und ja, seitdem läuft das wunderbar. Also sie engagiert sich sehr, wenn ich Hilfe brauche. […] Nein, also da gibt es nichts zu beanstanden. […] Sehr zufrieden, ja." (I-12–1)	„Als sehr wichtig. Ich finde die sehr wichtig. Und die macht das wirklich, wirklich toll. Also ich fand, also für mich war es toll. Und ich würde es immer wieder, wenn ich es nehmen dürfte, nehmen." (I-3–13)
„Zehn, ja, ich bin sehr, sehr, sehr zufrieden mit sie, sehr, sehr zufrieden, weil egal, welche Frage ich habe gehabt, egal welche Gelegenheit habe ich gehabt, sie war immer da." (I-12–15)	„Ja, war alles super gelaufen. Und, war natürlich schwierig und, ohne [Name CM] – ohne ReKo haben wir keine Chance, also auf normales Leben." „Ja. Und wir haben natürlich Blumen gekauft, weil wir sind so dankbar." (I-3–15)
„Ja, ja. Wirklich. Also ich bin ihn sehr dankbar und bedauere es, dass das Projekt beendet ist." (I-12–10)	„Ja, also sie war im Allgemeinen eine sehr große Hilfe für uns, als sie hier eingestiegen ist. Mein Mann hat ein Hirntumor, das ist seit 2015 bekannt und jetzt ist im letzten Jahr ein Rezidiv entdeckt worden. Und wo man doch vor einer- vor einem großen Berg von Sorgen und Nöten steht und einfach jemanden braucht an seiner Seite, der einen da so ein bisschen durchführt. Ich arbeite zwar selber im medizinischen Bereich und weiß auch ganz viel, aber nichtsdestotrotz ist man dann völlig überfordert mit der Situation." (I-3–18)
„Und dann hat das auch geklappt. Ich sage ja, wenn ich Frau [Name CM] und meine Freundin nicht gehabt hätte, wäre ich im Wasser untergegangen." (IG-12–4)	„Ja. Die Erwartung ist eigentlich auch übertroffen worden, weil, wie gesagt, also, meistens, ich kannte das nur so, dass da mal was angeraten wird oder irgendwie was, aber das wurde dann auch bis zuletzt dann praktisch durchverfolgt oder- Ja." (I-3–06)

Quelle: Eigene Darstellung

Im Bereich der Servicequalität erlebten die befragten Zielgruppen zum t1-Erhebungszeitpunkt die ReKo-Case Managerinnen und -Case Manager als *kompetente Fachkräfte*, die sich durch ihr Fachwissen, professionelles Handeln, empathischen Umgang, Verlässlichkeit und gute Erreichbarkeit sowie gute Zugänglichkeit durch aufsuchende Beratung und Verfügbarkeit in wohnortnaher Anbindung auszeichnen. Bei Telefongesprächen, Hausbesuchen, persönlichen Terminen oder auch mediengestützten Kontakten per E-Mail sei es den Case Managerinnen bzw. den Case Managern gelungen sowohl eine kompetente als auch vertrauensvolle Beratungsatmosphäre zu schaffen. Die hilfe- und pflegebedürftigen Menschen, sowie die pflegenden An- und Zugehörigen beschrieben in diesem Kontext, dass die Case Managerinnen und Case Manager ihnen vorurteils- und wertefrei begegnet seien. Diese neutrale Herangehensweise habe dazu geführt, dass die ReKo-Klientinnen und -Klienten im Case Management-Prozess auch über sensible Themen sprechen konnten: *„Sie war nur so ein- da konnte man sich fallen lassen. Erzählen, was einen bedrückt und auch mal in Tränen ausbrechen und solche Sachen. Also eigentlich habe ich mich bei ihr ganz gut gefühlt, ja."* Oder an anderer Stelle: *„Und dann hat sie immer gesagt ‚Was ist los, [Name Klientin/Klient]', und dann ist man so in Tränen ausgebrochen, sagt sie ‚Alles gut', sagt sie, ‚lassen Sie einfach los', sagt sie ‚einfach sagen, was Sache ist'."* (ZG 1–2: I-12–3)

Die befragten ReKo-Case Managerinnen und -Case Manager führen die durch die ReKo-Klientinnen und -Klienten skizzierte Expertise in Bezug auf ein *pflegebezogenes* Case Management auf ihre spezifische *Ausbildung und Berufserfahrung in der beruflichen Pflege* zurück. Case Management wird vor dem Hintergrund dieser beruflichen Sozialisation mit besonderer Sensibilität für die pflege- und alltagsspezifischen Herausforderungen des begleiteten Klientel erbracht – ein Aspekt, der im Rahmen der Datenauswertung (vor dem Hintergrund einschlägiger Diskurse in der Fachliteratur) durch das ReKo-Evaluationsteam als „pflegerischer Blick" gekennzeichnet wurde: *„Ja, man hat einfach, ja, dadurch/gerade als Altenpflegerin hat man ja noch mal viel mehr den Schwerpunkt auf Sachen Gesprächsführung, na. Dass man auch einfach da die Leute da abholen kann wo sie geradestehen. Und auch emotional. Das lernt man ja wirklich auch validierendes Arbeiten und so solche Sachen. Und ich glaube, das ist auch ein Pluspunkt für mich, weil ich komme ganz schnell nahe an die Leute ran. Dass sie mir wirklich vertrauen und dass sie sich auch wirklich öffnen und dass die einfach auch merken, ich weiß, wovon ich rede. Ich erzähle denen nicht irgendwie was, sondern ich weiß wirklich, was da gerade bei denen losgeht, oder kann mich da reinversetzen halt einfach. Und das ist halt schon, nach 20 Jahren Berufserfahrung, ist das schon gut."* (ZG 4 CM: IG-S-003_Q)

Auch die Analysen der *standardisierten Erhebungen* verweisen auf eine *Verbesserung der Versorgungsqualität* durch die ReKo-Interventionen aus Perspektive der Zielgruppen 1,2 und 3. Die Subskala „Zufriedenheit mit der eigenen Gesundheit" des „Fragebogen zur Lebenszufriedenheit" (FLZ, Fahrenberg et al. 2000) weist für die Zielgruppe 1 und 2 über den Projektverlauf Verbesserungen in der Interventionsgruppe aus (siehe Abbildung 18).

Abbildung 18: **Entwicklung „Zufriedenheit mit der eigenen Gesundheit" (FLZ), Zielgruppe 1 und 2 im Prä-Post-Vergleich**

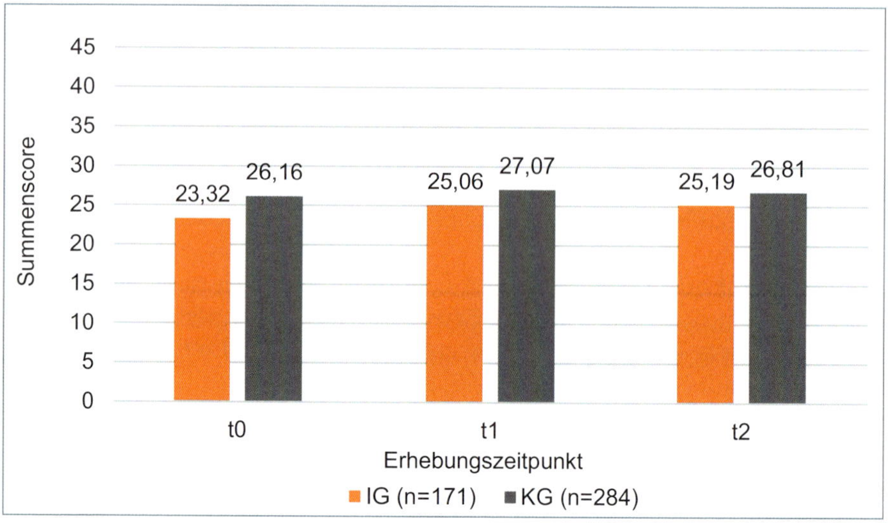

Quelle: Eigene Darstellung

Bei den (pflegenden) An- und Zugehörigen ist über den Projektverlauf in der Interventionsgruppe ebenfalls eine Verbesserung der „Zufriedenheit mit der eigenen Gesundheit" gemäß FLZ festzustellen, während dieser Aspekt sich in der Zielgruppe 3-Kontrollgruppe über die drei Messzeitpunkte im Projektverlauf kontinuierlich verschlechtert. Dass die „Zufriedenheit mit der eigenen Gesundheit" bei den An- und Zugehörigen der Interventionsgruppe auch sechs Monate nach der ReKo-Intervention (t2) stabil bleibt, verweist darauf, dass die ReKo-Intervention diesbezüglich nachhaltig wirksam ist (siehe Abbildung 19).

Abbildung 19: Entwicklung „Zufriedenheit mit der eigenen Gesundheit" (FLZ), Zielgruppe 3 im Prä-Post-Vergleich

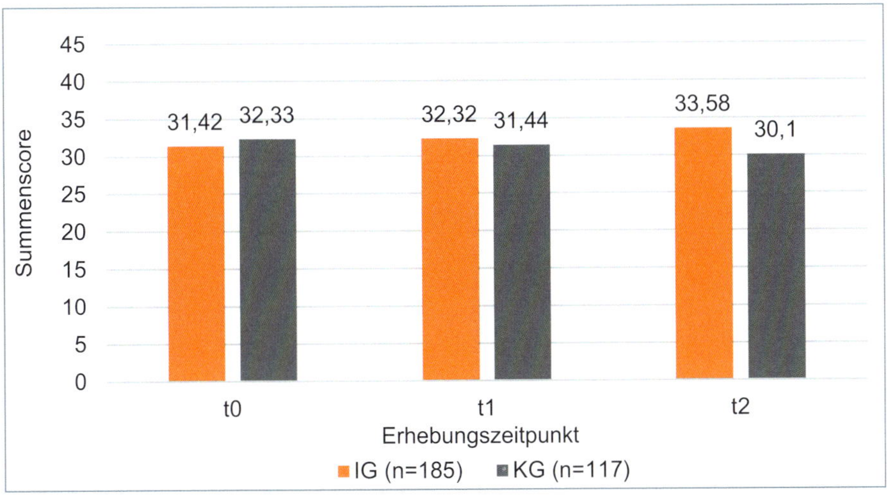

Quelle: Eigene Darstellung

Die Ergebnisse der standardisierten Befragung zur „Allgemeinen Lebenszufriedenheit" (FLZ) verweisen darüber hinaus auf *positive Veränderung* im Projektverlauf bei den (pflegenden) An- und Zugehörigen in der ReKo-Interventionsregion im Bereich *„Zufriedenheit mit der Freizeit"*, während sich die entsprechenden Werte in der ReKo-Kontrollgruppe über den Projektverlauf verschlechtern.

Aspekte der *„Gesundheitsbezogenen Lebensqualität"* wurden über den Fragebogen SF-36 (Morfeld et al. 2011) erhoben. Das Erhebungsinstrument unterscheidet dabei zwischen Aspekten der Lebensqualität in Bezug auf die körperliche und die psychische Gesundheit. In Bezug auf die Entwicklung der *Lebensqualität für den Bereich der körperlichen Gesundheit zeigen sich bei den Menschen mit Pflegerisiko und Pflegebedarf* (Zielgruppe 1 und 2) im Projektverlauf Verbesserungen in der ReKo-Interventionsgruppe im Vergleich zur Kontrollgruppe, die allerdings nicht signifikant sind. Die *Lebensqualität in Bezug auf die psychische Gesundheit* verbessert sich dagegen im Projektverlauf in der ReKo-Interventionsgruppe signifikant stärker als in der Kontrollgruppe (siehe Abbildung 20).

Abbildung 20: Entwicklung der psychischen Lebensqualität der Zielgruppe 1 und 2 im Prä-Post-Vergleich

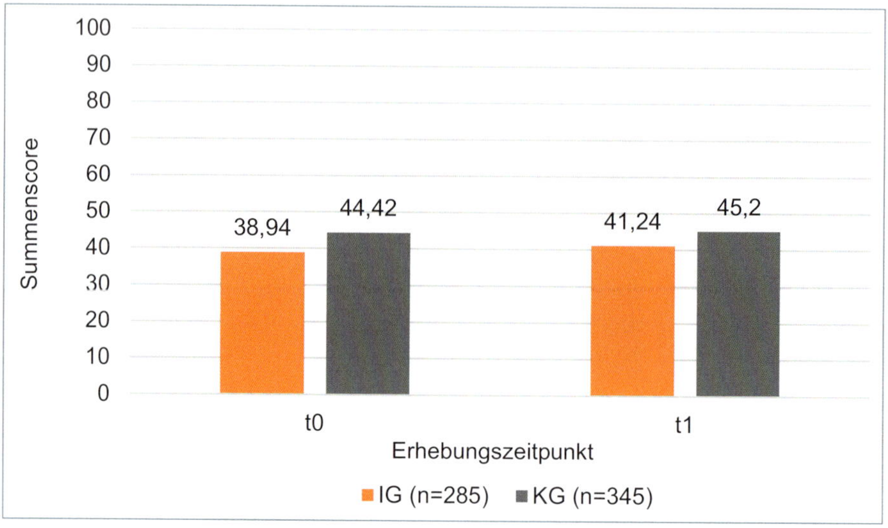

Quelle: Eigene Darstellung

Bei den *(pflegenden) An- und Zugehörigen* (Zielgruppe 3) zeigen sich über den Projektverlauf für die *Lebensqualität im Bereich der körperlichen Gesundheit* keine signifikanten Unterschiede zwischen der Reko-Interventionsgruppe und der Kontrollgruppe. Mit Blick auf die Entwicklung der *Lebensqualität im Bereich der psychischen Gesundheit* sind dagegen signifikante Verbesserungen in der ReKo-Interventionsgruppe im Vergleich zur Kontrollgruppe erkennbar (siehe Abbildung 21).

Abbildung 21: Entwicklung der psychischen Lebensqualität der Zielgruppe 3 im Prä-Post-Vergleich

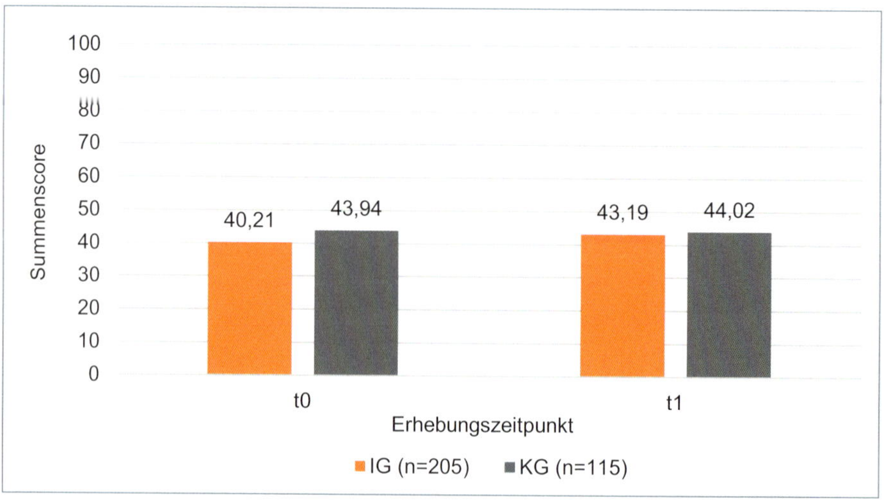

Quelle: Eigene Darstellung

Die positiven Entwicklungen der *Lebensqualität im Bereich der psychischen Gesundheit* in den Zielgruppen 1 bis 3 in der Interventionsgruppe sind insbesondere für die Teilbereiche *psychisches Wohlbefinden, soziale Funktionsfähigkeit* und *Vitalität* festzustellen. Diese positive Veränderung zeigt sich in der Zielgruppe 1 und 2 insbesondere bei den *komplexen ReKo-Case Management-Fällen.*

5.2.2.2 Versorgungsqualität und Zusammenarbeit in Perspektive der Akteure im Regelsystem im Prä-Post-Vergleich (Zielgruppe 4)

Über qualitative Interviews wurden Personen aus der professionellen Versorgung und Verwaltung im Regelsystem aus allen Sektoren befragt (z. B. Pflegefachpersonen, Krankenhaussozialdienst, Familienservicebüros, Pflegestützpunkte, begrenzt auch Hausärztinnen und -ärzte). Die befragten *Akteure der Versorgungspraxis* beklagten in den qualitativen Interviews *vor* Beginn der ReKo-Intervention (t0) begrenzte Ressourcen zur bedarfsgerechten Begleitung von Menschen mit komplexen Problemlagen sowie den Mangel an einer fallsteuernden und koordinierenden Instanz im Versorgungssystem, die in der Lage ist Schnittstellen im System bedarfsgerecht zu verbinden (s. Kap. 5.2).

Die qualitativen Befragungen dieser Zielgruppe *nach* den ReKo-Interventionen (t1) belegen eine *Entlastung der professionellen Akteure im System insbesondere im Umgang mit komplexen Fällen.* Nach Einschätzung der Befragten führt die gelungene Zusammenarbeit zwischen dem ReKo-Case Management und den Akteursgruppen im etablierten System der Regelversorgung auch zu einer *Verbesserung der Versorgungsqualität*, insbesondere in der Versorgung von Menschen mit komplexen Problemlagen. Die befragten Personen der Zielgruppe 4 erlebten die Arbeit des ReKo-Case Managements fast einhellig als *wertvolle Ergänzung der Regelversorgung.* Insbesondere der unmittelbare Anschluss an und die enge regionale Zusammenarbeit des ReKo-Case Managements mit bestehenden Angeboten der Regelversorgung (z. B. Krankenhaussozialdienst, Familienservicebüros oder Pflegestützpunkte) sowie die gemeinsame Nutzung eines digitalen Unterstützungssystems zur Prozesssteuerung und -dokumentation der Case Management-Fälle (Software *Quovero*, siehe Kap. 4.3) trugen demnach zur Verbesserung der Versorgungsqualität bei. Besondere Mehrwerte ergaben sich demnach auch durch die gemeinsame (z. B. ReKo-Case Management und Pflegeberatung des Pflegestützpunktes) Durchführung von aufsuchenden Beratungsgesprächen, durch gemeinsame Fallbesprechungen, durch Vereinbarungen zu fallrelevanten Maßnahmen und durch die zentrale Steuerung von komplexen Fällen durch die ReKo-Case Managerinnen und -Case Manager. Diese positiven Einschätzungen wurden insbesondere von Vertreterinnen und Vertretern der Krankenhaussozialdienste, der Langzeitpflegedienstleistung und der kommunalen Beratungsangebote (Pflegestützpunkt, Sozialpsychiatrischer Dienst, Eingliederungshilfe, Jobcenter) formuliert. Dagegen konnten *Haus- und Fachärztinnen und -ärzte kaum in die ReKo-Interventionen und -Evaluationen eingebunden* werden. Diese wichtige Perspektive kann daher im Rahmen der ReKo-Evaluationsarbeiten nicht angemessen berücksichtigt werden. Tabelle 8 fasst die zentralen Ergebnisse der qualitativen Befragungen der Zielgruppe 4 zum Zeitpunkt *vor* und *nach* den ReKo-Interventionen zusammen.

Tabelle 8: Subjektiv erlebte Versorgungsqualität und Zusammenarbeit in Perspektive Zielgruppe 4 im Prä-Post-Vergleich

Region	*Vor* der ReKo-Intervention (t0)	*Nach* der ReKo-Intervention (t1)
Interventionsgruppe	Belastungserleben durch begrenzte zeitliche und personelle Ressourcen Keine stabile Versorgungssicherheit und -qualität bei komplexen Versorgungsfällen Keine nachhaltige Versorgungssicherheit durch Entlassungsmanagement **Erwartungen und Wünsche:** Konkrete Entlastung durch verantwortliche Instanz für komplexe Fälle Flexibilität im leistungsrechtlichen Umgang mit komplexen Versorgungsfällen	Verbesserung der Sicherheit und Entlastung im Umgang mit komplexen Fällen ReKo-Case Management als wichtige Ergänzung des etablierten Regelangebotes (keine Doppelstrukturen) Fallbearbeitung in interprofessioneller Zusammenarbeit Zuverlässige und verantwortliche Fallsteuerung durch ReKo-Case Management Erweiterung von Kompetenzen und Wissen zu (regionalen) Angeboten im Versorgungssystem
Kontrollgruppe	Inflexibilität im leistungsrechtlichen Umgang mit komplexen Versorgungsfällen Begrenzte zeitliche und personelle Ressourcen im Umgang mit komplexen Fällen Versorgungslücken Defizitäre Versorgung bei Krankenhausentlassung	Begrenzte zeitliche und personelle Ressourcen im Umgang mit komplexen Fällen Versorgungslücken Defizitäre Versorgung bei Krankenhausentlassung

Quelle: Eigene Darstellung

5.2.3 ReKo-Case Management verbessert den Zugang zum Versorgungssystem

Im Rahmen der ReKo-Evaluationsstudien wurde u. a. untersucht, wie sich die ReKo-Interventionen auf das Inanspruchnahmeverhalten des ReKo-Klientel der Interventions- und Kontrollgruppe in Bezug auf die Leistungsangebote im Rahmen des SGB V und des SGB XI auswirken. Diese Angebote umfassen ambulante und stationäre Versorgungsoptionen des SGB V, die bspw. über Fach- und Hausärztinnen und -ärzte, Krankenhäuser oder Dienstleistungen der häuslichen Krankenpflege erbracht werden, sowie auch ambulante und stationäre Versorgungsangebote des SGB XI, wie sie etwa im Rahmen des Pflegeversicherungsrechtes differenziert nach Pflegegraden in Anspruch genommen werden können. Der Zugang zu diesen Versorgungssystemen kann eingeschränkt sein. Vertikale und horizontale Stratifizierung durch Phänomene der sozialen Ungleichheit, z. B. durch Einkommens- oder Bildungsunterschiede, aber auch durch Merkmale wie Alter, Geschlecht oder Wohnort, sind im Bereich der gesundheitsbezogenen Versorgung nachgewiesen (Knabe et al. 2021; Lampert und Hoebel 2019; Schöllgen et al. 2010; Janßen et al. 2009) und können die Zugangsmöglichkeiten zu Versorgungssystemen beeinflussen.

Die ReKo-Evaluationen weisen nach, dass das ReKo-Case Management den Zugang zu den Versorgungssystemen für die Probandinnen und Probanden in der ReKo-Interventionsgruppe verbessert. Dieser Effekt kann sowohl in Bezug auf SGB XI- als auch hinsichtlich SGB V-Leistungen über statistische Analysen ausgewiesen werden. Das ReKo-Case Management fokussiert in seinem Vorgehen insbesondere komplexe Einzelfälle, die im Rahmen der Regelversorgung unter- oder fehlversorgt sind. Ein eingeschränkter Zugang zu den Versorgungssystemen kann ein Grund einer solchen Unter- oder Fehlversorgung sein. Dieser eingeschränkte Zugang kann in der Komplexität der Einzelfälle begründet sein (siehe Kap. 4.1).

Die Analysen der ReKo-Evaluation in Bezug auf die *Veränderung der Pflegegrade (SGB XI) im Interventionsverlauf* zeigen, dass die durchschnittlichen Pflegegrade in beiden Studiengruppen über den Projektverlauf signifikant ansteigen. Dieser Befund ist bei in der Regel progredienten Krankheits- und Pflegeverläufen nicht überraschend. Der Anstieg der Pflegegrade ist in der Interventionsgruppe jedoch deutlich ausgeprägter (insbesondere in Bezug auf komplexe Fälle) als in der Kontrollgruppe (siehe Abbildung 22).

Abbildung 22: Veränderung der Pflegegrade Zielgruppe 1 bis 2 im Prä-Post-Vergleich

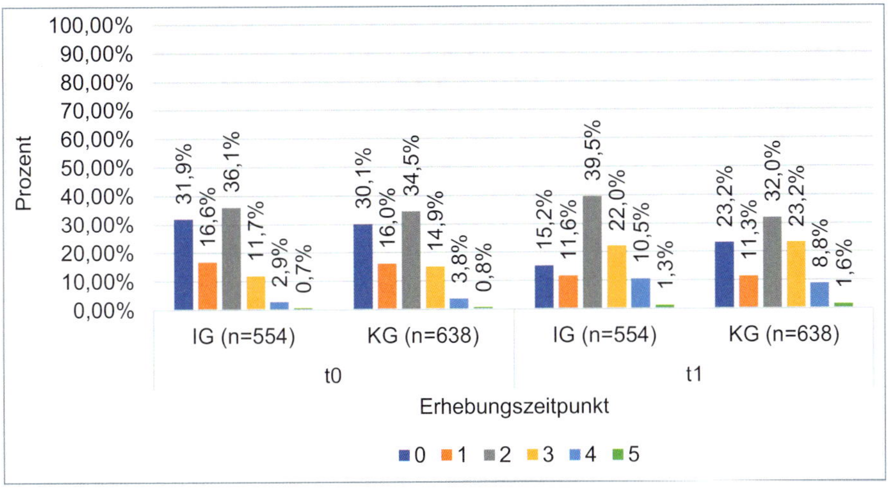

Quelle: Eigene Darstellung

In diesem Zusammenhang fällt auf, dass 30 % der komplexen ReKo-Fälle in der IG zum Zeitpunkt t0 (*vor* Beginn der Intervention) keinen Pflegegrad aufweisen, obgleich über standardisierte Assessments (RAI-Assessment, Bartel-Index) ein objektiver Pflegebedarf diagnostiziert wurde. Dieser Zusammenhang konnte für die Kontrollgruppe nicht erkannt werden. *Der Anteil an komplexen ReKo-Fällen mit objektivem Pflegebedarf, die keinem Pflegegrad zugeordnet waren, konnte in der Interventionsgruppe bis zum Ende des Interventionszeitraums (t1) um 19 Prozent gesenkt werden.*

Betrachtet man die *Entwicklung der Pflegegrade in den Zielgruppen 1 und 2 unter geschlechtsspezifischen Gesichtspunkten*, fällt auf, dass in beiden Stichproben zu t0 besonders Männer keinen Pflegegrad aufwiesen. Zu t1 war dieser Geschlechterunterschied in der Interventionsgruppe nicht mehr erkennbar, der Anteil der Männer ohne Pflegegrad war nun vergleichbar mit dem der Frauen, während in der Kontrollgruppe das Ungleichgewicht verblieb.

In Bezug auf die *Anzahl von Krankenhausaufenthalten und Krankenhaustagen* zeigten sich im Projektverlauf zwischen den Teilnehmenden der Zielgruppe 1 und 2 in der Interventionsgruppe und der Kontrollgruppe *keine signifikanten Unterschiede*. Die Anzahl der Krankenhausaufenthalte war in der Interventionsgruppe zu Beginn der ReKo-Interventionen (t0) deutlich höher als in der Kontrollgruppe. Dies begründet sich vermutlich darin, dass eine hohe Anzahl der Interventionsregion-Probandinnen und -Probanden über das Entlassmanagement der Krankenhäuser der Interventionsregion rekrutiert wurde, während dieser Rekrutierungsweg in der Kontrollregion kaum von Bedeutung war. Die Unterschiede in der Anzahl der Krankenhausaufenthalte und -tage veränderten sich über den Projektverlauf nicht signifikant. In beiden Studiengruppen entwickelten sich die Krankenhausaufenthalte über den Projektverlauf rückläufig, dieser Effekt kann aber nicht auf die Interventionen des ReKo-Case Managements zurückgeführt werden.

Weiterhin verweisen die ReKo-Evaluationen auf eine *erhöhte Inanspruchnahme von ambulanten ärztlichen SGB V-Leistungen in der Interventionsgruppe* über den Projektverlauf. Während die Abrechnungskontakte und ambulanten Abrechnungen in der Kontrollgruppe über den Projektverlauf leicht fallen, steigen diese in der Interventionsgruppe signifikant an (siehe Abbildung 23). Diese Effekte sind bei komplexen Fällen deutlicher zu erkennen als bei weniger komplexen Fällen.

Abbildung 23: Abrechnungskontakte der Zielgruppe 1 bis 2 im Prä-Post-Vergleich

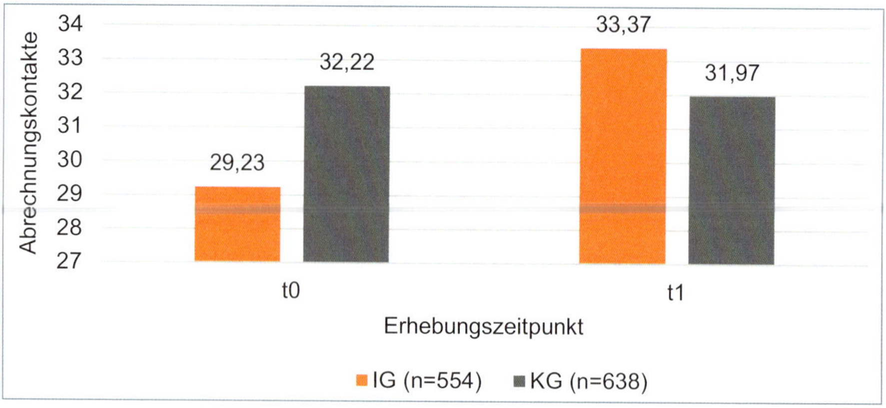

Quelle: Eigene Darstellung

Das Inanspruchnahmeverhalten von SGB V- und SGB XI-Leistungen ist, so kann zusammengefasst werden, in der ReKo-Interventionsgruppe deutlich angestiegen. Dieser Befund verweist auf eine wichtige Funktion des ReKo-Case Managements: *ReKo-Case Management verbessert den Zugang zum Versorgungssystem in Bezug auf pflegerische und ärztliche Leistungen im Rahmen der SGB V und SGB XI Sozialgesetzgebung.* Es erreicht Menschen, die bislang keinen

Zugang zu bedarfsgerechten und sozialrechtlich legitimierten Leistungen des Pflegesystems gefunden haben. Neben gesellschaftlich erwünschten *Verbesserungen in Bezug auf Aspekte der sozialen Gerechtigkeit im Gesundheits- und Pflegesystem* können über diese Entwicklungen mittel- bis langfristig ggf. auch *gesundheitsökonomisch erwünschte Effekte* erzielt werden (siehe Kap. 5.2.8).

5.2.4 ReKo-Case Management erhöht die Inanspruchnahme von Leistungen zum Verbleib in der Häuslichkeit

Neben einem generellen Zugang zu den Versorgungssystemen erhöht das ReKo-Case Management auch die Inanspruchnahme von konkreten Leistungen jener Versorgungsangebote, die einen Verbleib in der Häuslichkeit adressieren (z. B. Häusliche Krankenpflege, Entlastungs- und Betreuungsangebote, Kurzzeitpflege, Verhinderungspflege, Wohnumfeldverbesserung u. a. m.). Die Analysen der ReKo-Evaluationen (GKV-Routinedaten) konnten zeigen, dass sich die durchschnittliche Inanspruchnahme von entsprechenden Leistungen nach SGB V und SGB XI *vor* den ReKo-Interventionen zwischen den Studiengruppen kaum unterschieden (siehe Abbildung 23, Tabelle 9, Tabelle 10). Die Evaluationen *nach Beendigung der ReKo-Interventionen* zeigen ein verändertes Inanspruchnahmeverhalten: In der Kontrollgruppe steigt die Leistungsinanspruchnahme signifikant an, was angesichts der durchschnittlichen progredienten Entwicklung von Krankheits- und Pflegeverläufen und entsprechender Beratungsleistungen im Regelsystem erklärbar ist. Die ReKo-Interventionsgruppe weist in Bezug auf Leistungsangebote beider Sozialgesetzbücher ebenfalls eine signifikant erhöhte Inanspruchnahme aus, dies allerdings mit deutlich stärkeren Effekten als in der Kontrollgruppe. Besonders starke Veränderungen sind im Bereich der ambulanten und teilstationären Leistungen des SGB XI erkennbar (siehe Tabelle 9).

Mit Blick auf entsprechende SGB V-Leistungen fällt für die ReKo-Interventionsgruppe ein starker Anstieg in Bezug auf „Häusliche Pflegeleistungen" nach § 37 Absatz 2 (sogenannte „Behandlungspflege") auf (siehe Tabelle 10).

Tabelle 9: Pflegeleistungen nach SGB XI in ausgewählten Kontengruppen der Zielgruppe 1 bis 2 im Prä-Post-Vergleich

Gruppe	Setting	Leistung	Anzahl t0	Anzahl t1
Interventionsgruppe (n = 554)	ambulant	Pflegesachleistungen	69	147
		Pflegegeld	207	276
		Häusliche Pflege bei Verhinderung der Pflegeperson	72	116
		Maßnahmen zur Verbesserung des indiv. Wohnumfeldes	43	100
		Leistungen für Pflegepersonen und bei Pflegezeit	62	71
		Häusliche Beratungseinsätze	20	24
		Zusätzliche ambulante Betreuungs- und Entlastungsleistungen	226	405
		Weiterentwicklung der Versorgungsstruktur	1	3
		Pflegeberatung	0	1
	stationär	Vollstationäre Pflege	11	34
		Zuschuss für vollstationäre Pflege	4	22
		Pflege in vollstationären Einrichtungen der Hilfe für behinderte Menschen	0	1
	teil-stationär	Tagespflege und Nachtpflege	9	29
		Kurzzeitpflege	33	76
Kontrollgruppe (n = 538)	ambulant	Pflegesachleistungen	43	40
		Pflegegeld	109	104
		Häusliche Pflege bei Verhinderung der Pflegeperson	116	145
		Maßnahmen zur Verbesserung des indiv. Wohnumfeldes	35	36
		Leistungen für Pflegepersonen und bei Pflegezeit	1	1
		Häusliche Beratungseinsätze	53	50
		Zusätzliche ambulante Betreuungs- und Entlastungsleistungen	299	327
		Weiterentwicklung der Versorgungsstruktur	5	5
		Pflegeberatung	1	0
	stationär	Vollstationäre Pflege	1	0
		Zuschuss für vollstationäre Pflege	0	0
		Pflege in vollstationären Einrichtungen der Hilfe für behinderte Menschen	0	0
	teil-stationär	Tagespflege und Nachtpflege	9	14
		Kurzzeitpflege	27	21

Quelle: Eigene Darstellung

Tabelle 10: Pflegeleistungen nach SGB V: Probandinnen-/Probandenanzahl der Inanspruchnahme in Zielgruppe 1 bis 2 im Prä-Post-Vergleich

Gruppe	Leistung	Anzahl t0	Anzahl t1
Interventionsgruppe (n = 554)	Häusliche Krankenpflege nach § 37 Abs. 2 Satz 8 SGB V	0	0
	Häusliche Krankenpflege nach § 37 Abs. 2 Satz 3 SGB V	0	1
	Haushaltshilfe nach § 24h SGB V (neu durch PNG)	0	0
	Häusliche Pflege nach § 24g SGB V (neu durch PNG)	0	0
	Haushaltshilfe nach § 38 Abs. 2 SGB V	0	0
	Haushaltshilfe nach § 38 Abs. 1 SGB V	0	1
	Häusliche Krankenpflege nach § 37 Abs. 2 Satz 4 SGB V	0	0
	Häusliche Krankenpflege nach § 37 Abs. 1 Satz 5 SGB V (Ermessensleistung) über 4 Wochen	0	0
	Häusliche Krankenpflege nach § 37 Abs. 2 Satz 1 SGB V	134	213
	Häusliche Krankenpflege nach § 37 Abs. 1a SGB V (Regelleistung) bis zu 4 Wochen	4	2
	Häusliche Krankenpflege nach § 37 Abs. 1 Satz 1 SGB V (Regelleistung) über 4 Wochen	5	5
	Häusliche Krankenpflege nach § 37 Abs. 1a SGB V (Ermessensleistung) über 4 Wochen	1	1
Kontrollgruppe (n= = 638)	Häusliche Krankenpflege nach § 37 Abs. 2 Satz 8 SGB V	0	0
	Häusliche Krankenpflege nach § 37 Abs. 2 Satz 3 SGB V	0	0
	Haushaltshilfe nach § 24h SGB V (neu durch PNG)	0	0
	Häusliche Pflege nach § 24g SGB V (neu durch PNG)	0	0
	Haushaltshilfe nach § 38 Abs. 2 SGB V	0	0
	Haushaltshilfe nach § 38 Abs. 1 SGB V	0	0
	Häusliche Krankenpflege nach § 37 Abs. 2 Satz 4 SGB V	0	0
	Häusliche Krankenpflege nach § 37 Abs. 1 Satz 5 SGB V (Ermessensleistung) über 4 Wochen	0	0
	Häusliche Krankenpflege nach § 37 Abs. 2 Satz 1 SGB V	103	110
	Häusliche Krankenpflege nach § 37 Abs. 1a SGB V (Regelleistung) bis zu 4 Wochen	2	0
	Häusliche Krankenpflege nach § 37 Abs. 1 Satz 1 SGB V (Regelleistung) über 4 Wochen	1	0
	Häusliche Krankenpflege nach § 37 Abs. 1a SGB V (Ermessensleistung) über 4 Wochen	0	0

Quelle: Eigene Darstellung

Der deutliche Anstieg im Bereich der „Behandlungspflege" nach § 37 Absatz 2 SGB V verweist auf bereits skizzierte Phänomene der Unter- oder Fehlversorgung bei Probandinnen und Probanden der Interventionsgruppe vor Beginn der ReKo-Interventionen. Objektiv hohe Unterstützungs- und Pflegebedarfe gehen demnach auch mit erforderlichen medizinischen Hilfeleistungen einher, die zwar nicht vom ärztlichen Personal selbst erbracht werden müssen, aber zur Sicherung der ärztlichen Behandlung angezeigt sind. Das ReKo-Case Management stellt, so die hier angestellte Folgerung, auch in diesen Zusammenhängen einen verbesserten Zugang zum Versorgungssystem her und unterstützt damit unter medizinisch-pflegerischen Gesichtspunkten potenziell einen verlängerten Verbleib der Probandinnen und Probanden in der eigenen Häuslichkeit. Die starken Effekte in Bezug auf SGB XI-Angebote zum Verbleib in der Häuslichkeit (Entlastungs- und Betreuungsangebote, Kurzzeitpflege, Verhinderungspflege, Wohnumfeldverbesserung) *unterstützen diese Folgerung und können auch zur Begründung subjektiv erlebter Entlastungseffekte bei An- und Zugehörigen aus den qualitativen Analysen der ReKo-Evaluationen herangezogen werden.*

Die benannten Befunde gehen in der ReKo-Interventionsregion zunächst mit erhöhten Kosten im Versorgungssystem (siehe Kap. 5.2.8), gleichzeitig aber auch mit Veränderungen der Pflege- und Unterstützungsbedarfe einher, die kostenreduzierend wirksam werden können (siehe Kap. 5.2.5). Im Sinne präventiver Maßnahmen stellen die Befunde mittelfristig eine *Stabilisierung von Pflege- und Versorgungsverläufen bzw. langfristig eine Verlangsamung progredienter Verläufe* – und damit ggf. auch eine Verringerung der Kostenaufwendungen im Gesundheits- und Pflegesystem – in Aussicht.

5.2.5 Veränderung der objektiven Pflegebedarfe und des Institutionalisierungsrisikos

Die ReKo-Interventionen stellen Menschen der ReKo-Zielgruppen 1 und 2 in den Mittelpunkt, die pflegebedürftig oder von Pflegebedürftigkeit bedroht sind. Gegenstand der ReKo-Evaluationen waren in diesem Zusammenhang auch mögliche Veränderungen von objektiven Pflegebedarfen über den Zeitraum der Interventionen. Effekte dieser Art wurden multiperspektivisch durch Analysen des Barthel-Index sowie des interRAI HC-Assessments untersucht.

Während das ReKo-Case Management auf die Pflegebedürftigkeit der Probandinnen und Probanden gemäß SGB XI (Pflegegrade) keinen reduzierenden Einfluss nehmen konnte (siehe Kap. 5.2.3), bestätigen die Ergebnisse der ReKo-Evaluationen erwünschte Effekte in Bezug auf Veränderungen des objektiven Pflegebedarfs: *Der objektive Unterstützungsbedarf gemäß BI erhöht sich in der Interventionsgruppe über den Projektverlauf signifikant geringer als in der Kontrollgruppe* (siehe Abbildung 24). Dieser Effekt ist im Vergleich der komplexen Fälle der Studienpopulation besonders ausgeprägt.

Abbildung 24: Veränderungen der Unterstützungsbedarfe nach Barthel-Index der Zielgruppe 1 bis 2 im Prä-Post-Vergleich

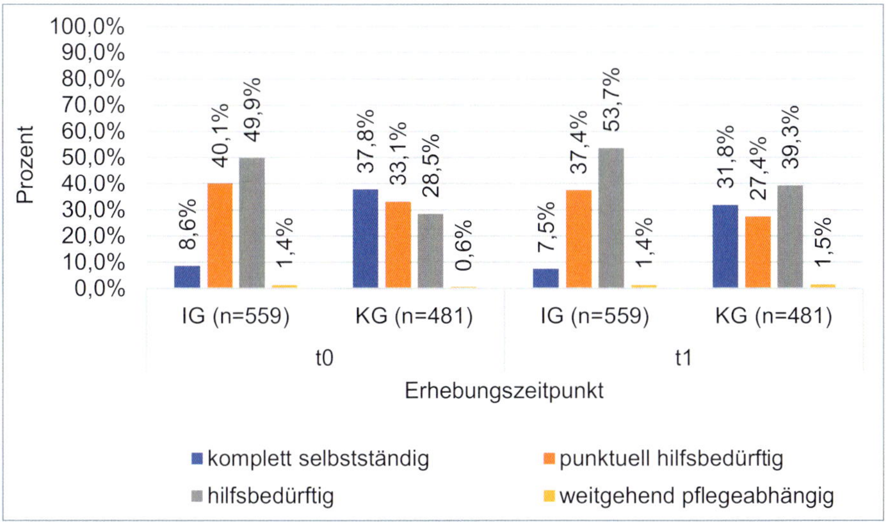

Quelle: Eigene Darstellung

Die Ergebnisse der interRAI-HC-Analysen lassen folgende Aussage zu: *Der objektive Pflegebedarf gemäß interRAI HC erhöht sich in der Interventionsgruppe über den Projektverlauf nicht, in der Kontrollgruppe steigt dieser signifikant an.*

Abbildung 25: Veränderungen der Pflegebedarfe nach interRAI HC der Zielgruppe 1 bis 2 im Prä-Post-Vergleich

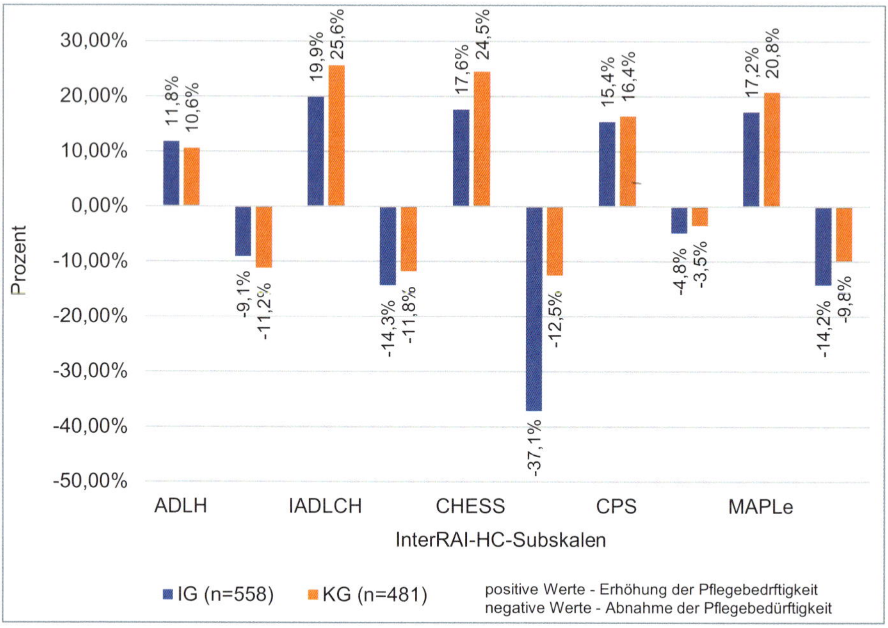

Quelle: Eigene Darstellung

Weiterhin zeigen die Ergebnisse der CHESS-Subskala des interRAI-HC-Assessments, dass sich der *Gesundheitszustand der Probandinnen und Probanden in der Interventionsgruppe durch die ReKo-Interventionen signifikant und vergleichsweise effektstark stabilisiert. In der Kontrollgruppe hingegen nimmt die Stabilität des Gesundheitszustandes signifikant ab* (siehe Abbildung 25 und Abbildung 26). Lediglich die kognitive Leistungsfähigkeit verschlechterte sich in der Interventionsgruppe, während in der Kontrollgruppe, abgesehen vom Bereich der Alltagsbewältigung, die objektiven Pflegebedarfe in allen gemessenen Skalen des interRAI HC anstiegen.

Abbildung 26: Veränderungen „Stabilität des Gesundheitszustands" (interRAI HC) der Zielgruppe 1 bis 2 im Prä-Post-Vergleich

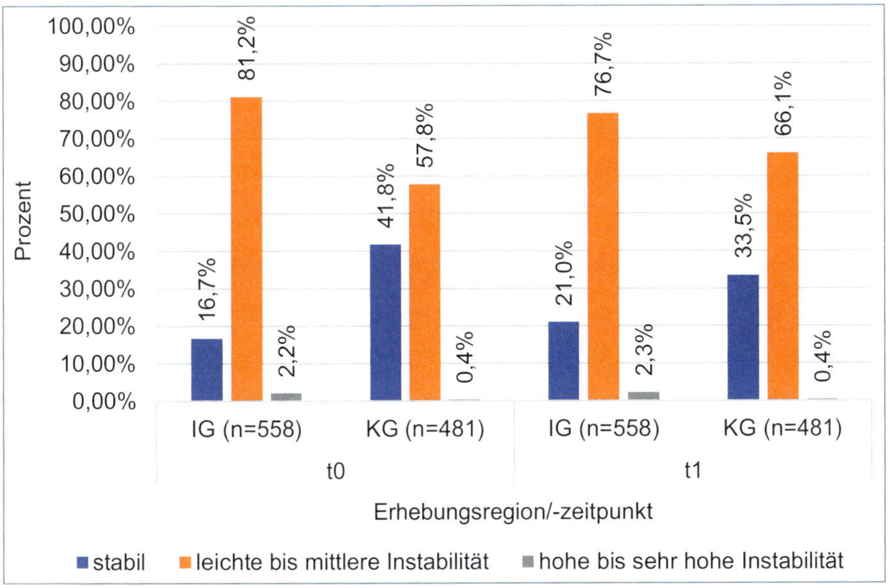

Quelle: Eigene Darstellung

Durch Kombination von 20 ausgesuchten Items ermöglicht das interRAI HC schließlich eine objektive Einschätzung zu sogenannten „Alarmzeichen", die das Institutionalisierungsrisiko eines untersuchten Klientel anzeigen (Garms-Homolová 2020). Die Ergebnisse der ReKo-Evaluationen zeigen, dass die ReKo-Interventionsgruppe vor Beginn der Case Management-Interventionen ein signifikant höheres Institutionalisierungsrisiko aufweist als die ReKo-Kontrollgruppe. Im Zeitraum der Intervention stagnierte das Institutionalisierungsrisiko in der Interventionsgruppe, während es in der Kontrollgruppe signifikant ansteigt (siehe Abbildung 27).

Abbildung 27: Veränderung des Institutionalisierungsrisikos (interRAI HC) der Zielgruppe 1 bis 2 im Prä-Post-Vergleich

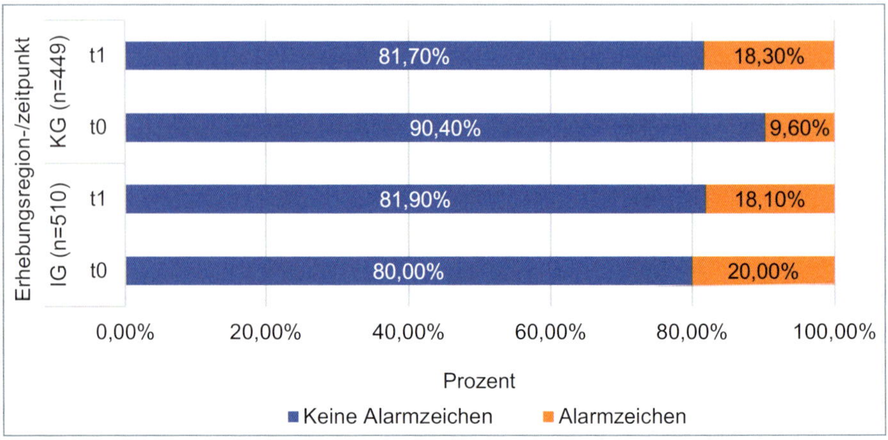

Quelle: Eigene Darstellung

Der prolongierende Effekt des ReKo-Case Management auf objektive Pflegebedarfe und die Stabilisierung des Gesundheitszustandes kann mit der erhöhten Inanspruchnahme und dem verbesserten Zugang zu den Versorgungssystemen erklärt werden. Durch die, über die qualitativen Analysen bestätigten, zentralen Unterstützungsleistungen des ReKo-Case Management (zentrale Ansprechperson, beraten, koordinieren und vernetzen) werden Zugänge zum und Inanspruchnahme von Versorgungsangeboten gefördert. Dabei wird für jene Klientinnen und Klienten, deren pflegerische Situation eine stationäre Versorgung erforderlich macht, genau dieses Angebot sichergestellt, während in anderen Fällen eine bedarfsgerechte ambulante Versorgung diagnostiziert, organisiert und sichergestellt wird. In der Folge stabilisiert sich der Gesundheitszustand und die Pflegebedürftigkeit stagniert oder entwickelt sich im Vergleich zur Kontrollgruppe nur noch verlangsamt. Im Ergebnis stagniert bei gelingender Versorgung das Institutionalisierungsrisiko in der Interventionsgruppe, während es in der Kontrollgruppe ansteigt.

Limitierungen dieser Befunde ergeben sich dadurch, dass sich die beiden Studiengruppen in Bezug auf ihre Pflegebedürftigkeit und auf das Institutionalisierungsrisiko zu t0 unterschieden. In der Interventionsgruppe waren zum Erhebungszeitpunkt t0 20 % der Probandinnen und Probanden alarmierend von Institutionalisierung bedroht, während es in der Kontrollgruppe lediglich 10 % waren. Für komplexe Einzelfälle war dieser Unterschied noch größer. Auch der Barthel-Index sowie einige Skalen des interRAI-HC-Assessments verwiesen bei der Interventionsgruppe zu t0 signifikant auf einen höheren objektiven Pflegebedarf als in der Kontrollgruppe.

Inwiefern die unterschiedlichen Baseline-Ausgangspunkte einen Einfluss auf die Effekte des ReKo-Case Managements haben, ist nicht abschließend zu beurteilen. Möglich und denkbar ist, dass die in der Interventionsgruppe entdeckten Effekte auf einem geringeren Startniveau der Pflegebedürftigkeit, vergleichbar mit dem der Kontrollgruppe, im Sinne einer frühzeitigeren Prävention größer wären.

5.2.6 ReKo-Case Management-Organisation als lernendes System

Ein zentrales Ziel des ReKo-Konzeptes besteht in der Etablierung von regionalen Lernprozessen, die den Aufbau neuer Netzwerkstrukturen und eine Weiterentwicklung von Versorgungs-Mix-Strukturen durch Verbindung von Case und Care Management im Rahmen einer regionalen Case Management-Organisation (ReKo-Case Management-Organisation) ermöglichen. Die ReKo-Evaluationen haben entsprechende Entwicklungen über systematische Pflegeinfrastrukturanalysen entlang des Erhebungsinstrumentes „Community Health-Assessment" (Cassells 2015) untersucht, die für die ReKo-Interventionsregion und die ReKo-Kontrollregion Analysen von Sekundärdaten zur regionalen Infrastruktur vor Beginn der ReKo-Interventionen und nach Beendigung der ReKo-Interventionen sowie qualitative Interview- und Gruppeninterviewstudien mit Akteuren in den Modellregionen umfassten. Über das „Community Health-Assessment" wurden verfügbare Sekundärdaten zu Aspekten von „Community (Gesellschaft)", „Gesundheit und Soziales", „Wirtschaft", „Bildung", „Umwelt", „Sicherheit und Verkehr", „Politik und Regierung", „Kommunikation" analysiert, die durch die qualitativen Studien mit Akteuren des regionalen Versorgungssystems sowie der Gesundheitsverwaltung vertieft und validiert wurden. Insgesamt wurden vier komplexe regionale Infrastrukturanalysen durchgeführt.

Ein relevantes Ergebnis dieser Arbeiten besteht in der Erkenntnis, dass zu beiden Erhebungszeitpunkten relevante regionale Steuerungsdaten häufig verteilt vorliegen (z. B. verschiedene Kommunalverwaltungen und/oder Landesbehörden), den aktuellen regionalen Entwicklungsstand nicht angemessen abbilden, also als veraltet gelten müssen oder gar nicht verfügbar sind. In der Folge sind hohe Aufwendungen erforderlich, um entsprechende Datensätze zu identifizieren, zu integrieren und ggf. nicht verfügbare Datensätze über neue Primärerhebungen einzuholen und auszuwerten. Ein systematisches, kontinuierliches Datenmonitoring zur Pflegeinfrastrukturentwicklung in einer Region ist jedoch unverzichtbar, um eine gezielte Strukturentwicklung zu betreiben und entsprechende Effekte zu evaluieren.

Die qualitativen Studien im Rahmen der Infrastrukturanalysen verweisen darauf, dass ein systematisch begründetes (Case Management-Zyklus gemäß DGCC) und digital gestütztes (Software *Quovero*) Case Management dazu geeignet ist, *Versorgungslücken und Strukturgrenzen in der Modellregion zu identifizieren* und für die institutionelle Mesoebene (z. B. Pflegedienste, Krankenhäuser, regionale Verwaltungen etc.) und regionale Makroebene (Kommunal- und Regionalplanung) auf der Basis objektiver Struktur- und Prozessdaten kommunizierbar und verhandelbar zu machen. Die Angebotsentwicklungen im Rahmen des ReKo-Projektverlaufes folgte zwar in beiden ReKo-Regionen (Interventionsregion und Kontrollregion), so die Ergebnisse der Community Health Assessments, noch keiner erkennbaren Systematik, es sind sowohl Ausweitungen (z. B. SAPV, Rekrutierung ausländische Fachpersonen, Hauswirtschaft) wie auch Angebotsbeschränkungen (z. B. ehrenamtliche Tätigkeiten, fachmedizinische Leistungen oder vollstationäre Pflegeeinrichtungen) erkennbar. Diese Entwicklungen sind jedoch, den qualitativen Analysen folgend, primär als Reaktionen auf die ausgehende COVID-19-Pandemie sowie auf akute Personalengpässe in den benannten Bereichen zu verstehen, weniger als Ergebnis einer systematischen Regionalplanung.

Die qualitativen Studien verweisen aber auch darauf, dass die ReKo-Case Management-Organisation auf zwei Ebenen wichtige Impulse auf regionale Koordinierungs-, Abstimmungs- und Planungsstrukturen und -verfahren in der ReKo-Modellregion liefern konnte (siehe Abbildung 28). Auf der *Handlungsebene des ReKo-Case Management* wurden vor dem Hintergrund der Herausforderungen komplexer Einzelfälle regionale Versorgungsschwächen und -lücken schnell erkennbar. Die Herausforderungen für das ReKo-Case Management bestanden dann darin, schnelle und unkomplizierte Lösungswege zu eruieren und sicherzustellen. Dies gelang primär durch informelle Abstimmungs-, und Koordinationsprozesse zwischen Akteursnetzwerken, die im etablierten Regelsystem kaum regelhaft zusammenarbeiten.

> *„Komplexe Fälle erfordern mitunter (.) komplexe oder neue Interventionen, den Standardweg eben nicht einschlagen, und das geht nur im Dialog, in der Vernetzung, im Wissen um örtliche Ansprechpersonen. Dann braucht es eine (.) örtliche Verortung. Und im Idealfall ist sie so, (.) ich will mal sagen, so kleinräumig, dass sie dort sitzt, wo die Personen, ja, wohnen. Und das ist die Gemeinde und in einer größeren Stadt vielleicht (.) ein Stadtteil oder nur eine Zusammenfassung mehrerer Stadtteile."* (IG-S-015_Q)

Zur Problemlösung knüpften die ReKo-Case Managerinnen und -Case Manager an bestehende informelle Strukturen, etwa an kommunale Pflegetische, an oder bauten diese kommunal auf. Eine/ein Sozialdezernentin bzw. Sozialdezernent eines Landkreises der Interventionsgruppe äußerte sich über die Teilnahme von ReKo-Case Managerinnen und -Case Managern an den Pflegetischen sehr positiv:

> *„Die Pflegetische wurden ja in den letzten zwei bis drei Jahren initiiert [. . .] das ist nicht ReKo unbedingt gewesen, sondern auch der PSP, das ist ja bei uns nicht immer so ganz stark zu trennen gewesen, aber tatsächlich kam die Initiative auch noch mal aus der Steuerung der Pflegetische heraus, die das gemacht haben, andersrum gesagt, wenn wir ReKo nicht gehabt hätten hier glaube ich trotzdem schon, dass wir trotzdem Pflegetische gehabt hätten, da bin ich ziemlich sicher, aber natürlich ist das, was ReKo vor Ort erfährt, total wichtig für eine Weiterentwicklung der Pflegetische, also wenn man darauf geht, hat ReKo einen Mehrwert, das auf jeden Fall, weil einfach die Ideen, die wir haben, um die pflegerische Versorgung um die Situation insgesamt zu verbessern, da konnte ReKo wirklich wertvolle Impulse geben."* (Sozialdezernent/Sozialdezernentin I-5–2)

Über Netzwerke dieser Art wurden regional neue Handlungsoptionen und regionale Vernetzungen problemorientiert mit Blick auf die unmittelbare Handlungsebene der Fallbegleitung diskutiert und entsprechende Erfahrungen ausgetauscht. Entsprechende Daten und Erfahrungen zu Stärken und Schwächen der regionalen Versorgungsinfrastruktur sowie zu neuen Handlungsoptionen und regionalen Vernetzungen wurden zweitens systematisch gesammelt, digital gestützt dokumentiert und systematisiert. Diese Datenlage wurde über die ReKo-Case Management-Organisation der Strukturebene der Regionalplanung zur weiteren Verarbeitung zugeleitet. Das Case und Care Management der ReKo-Case Management-Organisation stand in diesen Zusammenhängen jederzeit für Konkretionen und Diskussionen, etwa im Rahmen von regionalen Pflegekonferenzen, bereit. Entsprechende regionale Strukturentwicklungen flossen wiederum an die Handlungsebene des ReKo-Case Management zurück (siehe Abbildung 28).

Abbildung 28: Struktur- und Handlungsebenen ReKo-Case Management-Organisation

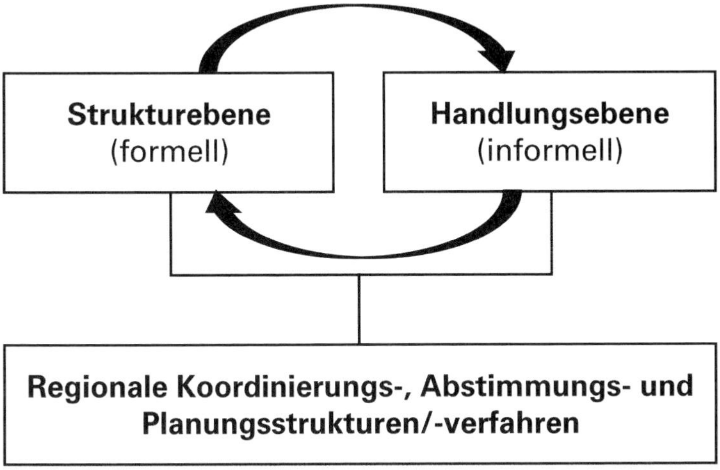

Quelle: Eigene Darstellung

Mit Blick auf die Handlungsebene berichten die Befragten vor allem von der Bedeutung niedrigschwelliger Zusammenarbeit zwischen den regionalen Akteuren im Sozial- und Gesundheitswesen, um fallspezifische Lösungen für komplexe Einzelfälle außerhalb der „etablierten Standardwege" zu erreichen:

> *„Ich muss ja auch nicht alles wissen. Ich muss halt einfach nur wissen, wer kann weiterhelfen. Das ist so ein bisschen/ Die Vernetzung finde ich, ist man selber auch immer dabei, wie die weiter aufgebaut wird und wie man sich selber auch vernetzt. Da haben wir wirklich einen richtig guten Grundstock schon mitgekriegt. Aber so, gerade so kommunal bedingt, muss dann auch jeder vor Ort gucken, dass er da den richtigen Ansprechpartner hat und da auch die kurzen Wege gehen kann."* (IG-S-003_Q)

Betont wird dabei die Relevanz von „kurzen Wegen" und/oder „unkomplizierter Kontaktaufnahme":

> *„Also, wenn wir jetzt zum Beispiel bei den Pflegetischen uns dann irgendwie das erste Mal getroffen haben oder wir hatten dann vorher vielleicht auch schon mal Kontakt am Telefon, aber es dann zu einem längeren, zu einem persönlichen Austausch kommt, dann fällt einem das danach viel, viel, viel einfacher, auch wegen Fällen anzurufen, zu wissen: Okay, das läuft da. Die sehen das positiv oder ich muss da jetzt nicht irgendwie/ Ja, das ist einfach schnell und unkompliziert und man kann sich gut austauschen. Und das hat richtig was gebracht. Ja."* (IG-S-013_Q)

Über das ReKo-Case Management wurde ein konkreter Prozess zur Meldung von Versorgungslücken an die strategische Ebene der Strukturentwicklung erarbeitet. Ziel dieses Prozesses ist die systematisierte Erhebung und Weiterleitung von Versorgungslücken zur Weiterentwicklung der Versorgungsstrukturen. Hierzu wurde eine systematische Abfrage innerhalb der Software *Quovero* eingerichtet, welche Versorgungslücken sowie deren Schließung systematisch erhebt und dokumentiert. Die Auswertung dieser *Quovero*-Daten sollte einmal im Quartal innerhalb des Case Management-Teams besprochen und ggf. angepasst werden, damit eventuelle Verzerrungen aufgrund verschiedener Dokumentationsroutinen behoben werden können. Anschließend sollten die Inhalte an die strategische Ebene, in diesem Fall die Landkreise, übermittelt werden. Innerhalb eines vierteljährlichen Austauschs sollten etwaige Anpassungen der Versorgungsstrukturen wieder an das ReKo-Case Management-Team zurückgemeldet werden, damit diese über weiterentwickelte und neue Versorgungsangebote stets aktuell informiert sind.

Der skizzierte Prozess zur Identifikation und Weitergabe von regionalen Versorgungslücken konnte im Rahmen der ReKo-Projektlaufzeit in der ReKo-Modellregion nicht systematisch etabliert werden. Eine Auswertung der über *Quovero* dokumentierten Versorgungslücken wurde jedoch vorgenommen. Insgesamt wurden demnach im Zeitraum 01.08.2021 bis 31.07.2023 (Interventionsende) 195 Versorgungslücken in der ReKo-Interventionsregion durch das ReKo-Case Management dokumentiert (siehe Abbildung 29).

Abbildung 29: Ausgewählte Versorgungslücken (Anzahl >5) in der ReKo-Modellregion

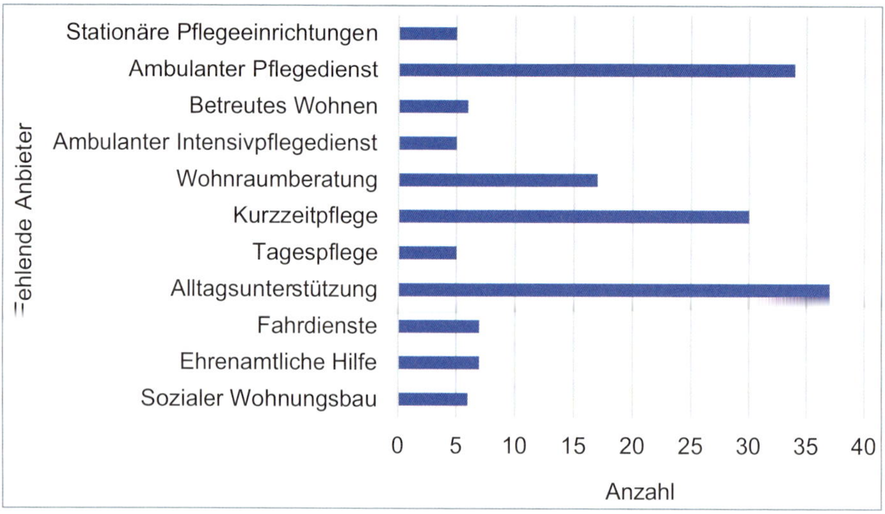

Quelle: Eigene Darstellung

37 dokumentierte Versorgungslücken konnten durch das ReKo-Case Management geschlossen werden. Der überwiegende Teil wurde innerhalb von einem Monat (19 Lücken) bzw. zwei Monaten (9 Lücken) nach Identifikation als geschlossen dokumentiert. Wenn eine Versorgungslücke durch Anpassungen auf struktureller Ebene nicht kurzfristig geschlossen werden

konnte, hatten die ReKo-Case Managerinnen und -Case Manager über die *Quovero*-Software die Möglichkeit, erprobte alternative Lösungsstrategien zu dokumentieren, die eine Kompensation oder eine zeitweise Überbrückung ermöglichen. Hier wurden etwa Erfahrungen mit weniger passgenauen Angeboten oder mit Versorgungsangeboten aus benachbarten Bundesländern notiert.

Eine ReKo-Case Management-Organisation kann, so ist zusammenzufassen, regionale Versorgungsmängel und -lücken systematisch identifizieren, über kleinräumige Vernetzungen Kompensationen ermöglichen und beide Elemente zur regionalen Verarbeitung und Weiterentwicklung bereitstellen. Entsprechende Datensätze wurden im Rahmen der ReKo-Projektlaufzeit im Sinne des Care Managements in etablierte regionale Strukturen eingebracht, um *Impulse für konkrete Weiterentwicklungen* zu liefern. Diese Weiterentwicklungen konnten z. B. in Bezug auf den *Auf- und Ausbau von regionalen Netzwerken zur Weiterentwicklung der regionalen Pflegeinfrastruktur* nachgewiesen werden. Insbesondere konnte, so die Rückmeldung aus der ReKo-Modellregion, der *sektorenübergreifende Austausch zwischen den einschlägigen Akteursgruppen verbessert* werden. Impulse und Vorarbeiten für eine systematische Pflegeinfrastrukturentwicklung wurden geliefert, konnten aber noch nicht nachhaltig etabliert werden. Ein Desiderat stellt hier die systematische Einbindung von haus- und fachärztlichen Vertretungen in entsprechende Netzwerke dar, die über die ReKo-Aktivitäten kaum nachhaltig adressiert werden konnten. *Eine ReKo-Case Management-Organisation kann, so die Folgerung, wichtige Impulse und Handlungsgrundlagen für eine datenbasierte Pflegeinfrastrukturentwicklung im Sinne einer lernenden Region bereitstellen und kontinuierlich befördern.*

5.2.7 Vernetzung und Unterstützung durch digitales Ökosystem

Die Unterstützung des Versorgungssystems durch digitale Anwendungen und Vernetzung wird seit einigen Jahren bundesweit u. a. auch für den ländlichen Raum engagiert vorangetrieben. Ein ReKo-Projektziel bestand entsprechend darin, ein bedarfsgerechtes digitales Ökosystem bereitzustellen und zu etablieren, dass die Prozessgestaltung und -dokumentation des ReKo-Case Managements und der ReKo-Case Management-Organisation angemessen unterstützt, eine Anbindung und bedarfsgerechte Vernetzung von Menschen mit (angehendem) Pflegebedarf und An- und Zugehörigen sowie weiteren Leistungserbringenden im Versorgungssystem ermöglicht und Anschlussstellen für eine Einbindung in übergreifende digitale Ökosysteme (Telematikinfrastruktur) ermöglicht (siehe Kap. 4.3). Die Ergebnisse der IT-Infrastrukturanalyse verweisen zunächst darauf, dass über den Projektzeitraum hinweg in der ReKo-Modellregion verschiedenste regulatorische Impulse von Seiten des Bundes, des Landes oder auch der Kommunen gesetzt wurden, um die digitale Transformation und Vernetzung im Gesundheits- und Pflegesystem systematisch voranzutreiben. In diesem Zusammenhang sind Verbesserungen im Bereich des Breitbandausbaus, der Netzabdeckung sowie der Integration und Akzeptanz der Telematikinfrastruktur erkennbar.

Mit dem im Zuge der ReKo-Arbeiten iterativ entwickelten und erprobten *Software-Ansatz Quovero* wurde ein System bereitgestellt, dass eine Anbindung der ReKo-Arbeiten an die Telematikinfrastruktur ermöglicht, die Prozessgestaltung und -dokumentation des ReKo-Case Managements und der ReKo-Case Management-Organisation unterstützt und ein Patientenportal zur Vernetzung und Kommunikation zwischen Klientinnen und Klienten, An- und Zugehörigen sowie den Leistungserbringenden im Versorgungssystem (inklusive ReKo-Case Management) bereithält. Die ReKo-IT-Evaluationen verweisen darauf, dass die *Technikbereitschaft* (gemäß Kurzskala Technikbereitschaft) und das *Vertrauen in Technik* (Trust in Technology Construct) auf Seiten von Menschen mit Pflegerisiko, mit Pflegebedarf und pflegenden An- und Zugehörigen über den Erprobungszeitraum des *Patientenportals Quovero* auf niedrigem Level unverändert bleibt (siehe Abbildung 30). Die Anzahl an eingeschlossenen Probandinnen und Probanden weicht in der Interventionsgruppe und Kontrollgruppe zu allen Untersuchungszeitpunkten nur gering voneinander ab, die Durchschnittswerte beider Gruppen sind zu t0 sehr ähnlich und zeigen zu t1 kaum Veränderungen (siehe Abbildung 30).

Abbildung 30: Veränderung der Technikbereitschaft der Zielgruppe 1 bis 2 im Prä-Post-Vergleich

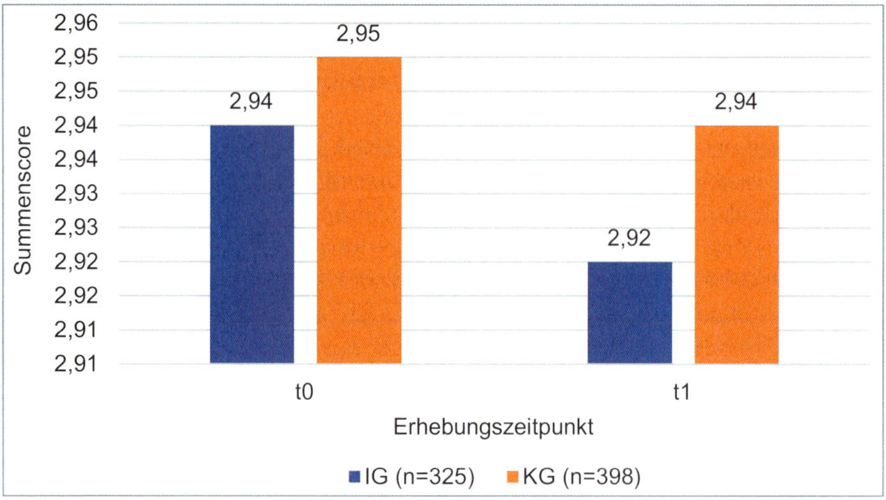

Quelle: Eigene Darstellung

Zur Messung des Vertrauens in Technik der jeweiligen Zielgruppe, wurden Selbstauskünfte in den Fragebögen zu t0, t1 und t2 erhoben. Das Konstrukt „Trust in Technology" von McKnight et al. (2009) setzt sich aus den Teilkonstrukten „Propensity to Trust General Technology", „Institution-based Trust in Technology" und „Trusting Beliefs-Specific Technology" zusammen. Da nicht alle Teilnehmenden die Möglichkeit hatten, eine dezidierte Softwareanwendung zu testen, wurde das letztbenannte Konstrukt nicht erhoben, da es keine Rückschlüsse auf die tatsächliche, sondern bestenfalls eine fiktive Einstellung bzgl. einer hypothetischen Software zulassen würde. Die Anzahl an eingeschlossenen Probandinnen und Probanden in Interventionsgruppe und Kontrollgruppe weicht zu allen Untersuchungszeitpunkten nur gering voneinander ab. Die Durchschnittswerte in den Gruppen sind zu Beginn (t0) sehr ähnlich und zeigen nach der ReKo-Case Management-Intervention (t1) nur sehr leichte Veränderungen. Die Ergebnisse weisen auf eine sehr leichte Verbesserung in der Interventionsgruppe hin (siehe Abbildung 31).

Abbildung 31: Veränderung „Vertrauen in technologische Strukturen" der Zielgruppe 1 bis 2 im Prä-Post-Vergleich

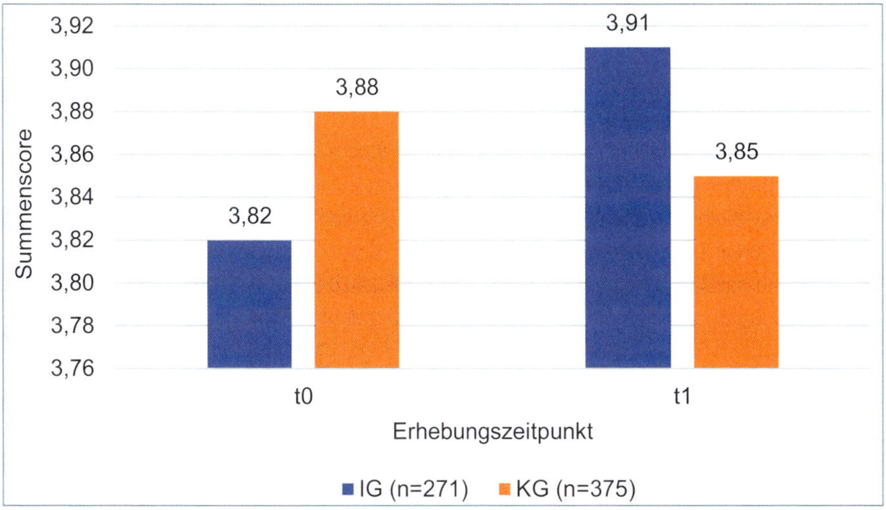

Quelle: Eigene Darstellung

Die Nutzungsstatistiken zeigen, dass das Patientenportal *Quovero* durch diese Zielgruppen entsprechend selten genutzt wurde, wobei die Chat-Funktion mit dem begleitenden ReKo-Case Management die häufigsten Aufrufe erfuhr. Auf Seiten der an den Versorgungsprozessen beteiligten Institutionen (Sozialdienste im Krankenhaus, Pflegestützpunkte, Pflegedienste, Hausärzte) wird hervorgehoben, dass die Nutzung eines gemeinsamen Portals bzw. einer gemeinsamen Plattform zur besseren (sektorenübergreifenden) Übersicht mit Blick auf das Management von Einzelfällen sowie einer verbesserten Vernetzung unter den beteiligten Akteuren beitragen und damit insgesamt zu einer Zeitersparnis führen könne, dieser Mehrwert jedoch im Rahmen des Modellprojektes durch den Aufbau von Doppelstrukturen (Nutzung eines etablierten Softwaresystems plus *Quovero-Software*) und die begrenzte Einbindung von Akteuren (z. B. waren Haus- und Fachärztinnen bzw. -ärzte nicht bereit, das System zu nutzen) derzeit nicht eingelöst werden könne. Weiterhin sei die Bereitstellung von erweiterten Speicherressourcen durch das System von Vorteil. Bedenken im Umgang mit dem System beziehen sich insbesondere auf Aspekte von Datenschutz und Refinanzierung. Die *Quovero-Software* wurde auf Seiten des Case Managements, so zeigen die Nutzungsstatistiken, regelmäßig für alle Phasen des Case Management-Zyklus genutzt. Insgesamt wurden über die Quovero-Dokumentationen im Projektzeitraum 6.876 ReKo-CM-Maßnahmen festgehalten. Die dokumentierten ReKo-CM-Maßnahmen unterteilten sich in je ein Drittel in Beantragungen von Leistungen, Vermittlungen von niedrigschwelligen Angeboten und von Dienstleistungen.

5.2.8 Kosten und Nutzen der ReKo-Case Management-Intervention

Für die ökonomischen Evaluationen wurden sowohl die institutionellen Prozesskosten der Case Management-Intervention (Personal- und Sachkosten) als auch die fallbezogenen Gesundheitskosten (GKV-Routinedaten) berücksichtigt.

Die Ergebnisse der Analysen zeigen, dass sich die *Prozesskosten* für das ReKo-Angebot im Projektverlauf zunehmend reduzierten. Die reduzierten Kosten im Zeitverlauf lassen sich über wachsende Erfahrungen und Routinen mit der neuen Versorgungsform eines pflegebezogenen Case Management sowie mit der unterstützenden IT erklären (Halm et al. 2002), die über eine stetig anwachsende Anzahl an betreuten Case Management-Fällen pro Case Managerin/Case Manager deutlich wurde. Bei routinierter Case Management-Arbeit sind, so die Analysen, *auf Seiten der Investitionskosten bei durchschnittlich ca. 66 bearbeiteten ReKo-Case Management-Fällen je ReKo-Case Management-Vollkostenstelle ca. 65,- Euro pro Fall pro Monat* zu veranschlagen. Weitere Effizienzgewinne sind in Zukunft durch die Integration und Nutzung der Telematikinfrastruktur zu erwarten, die Prozesse innerhalb des Case Management erleichtern wird.

Die Entwicklung der individuellen Gesundheitskosten wurde über GKV-Routinedaten analysiert (SGB V und SGB XI). Die Ergebnisse deuten auf eine Erhöhung der durchschnittlichen individuellen Gesamtkosten durch das Case Management hin. Ein besonders starker Effekt ist bei den *Pflegekosten SGB XI* festzustellen (siehe Abbildung 32).

Abbildung 32: Veränderung „Pflegekosten SGB XI" der Zielgruppe 1 bis 2 im Prä-Post-Vergleich

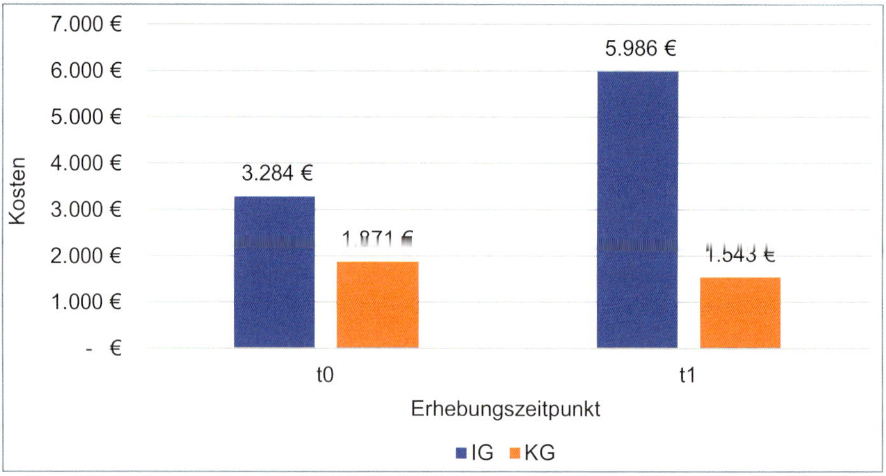

Quelle: Eigene Darstellung

Auch die *Kosten für Arzneimittel* wachsen in der Interventionsgruppe stark an (siehe Abbildung 33). Allerdings ist hier festzuhalten, dass sie trotz des Anstiegs immer noch unter den durchschnittlichen Kosten der Kontrollgruppe sind. Die Analyse der Arzneimittelverschreibungen deutet nicht auf diese Entwicklung hin. Im Gegensatz zu den Kosten, lässt sich hier kein signifikanter Unterschied beobachten. Das lässt den Schluss zu, dass zwar die durchschnittliche Anzahl der verschriebenen Arzneimittel nicht ansteigt, aber möglicherweise teurere Arzneimittel verschrieben werden. Es gibt einen deutlichen Anstieg der Krankenhausaufenthalte der Probandinnen und Probanden kurz vor Start der ReKo-Intervention. Gerade nach einem Krankenhausaufenthalt kommt es häufig zu Steigerungen der Arzneimittelkosten (Daliri et al. 2021). Erwartbar ist auch, dass sich neben diesem Effekt, auch die Case Managerinnen und Case Manager mit der Verbesserung der Medikationspläne auseinandersetzen, um so die Gesundheitsversorgung ihrer Klientinnen und Klienten zu verbessern.

Abbildung 33: Veränderung „Arzneimittelkosten" der Zielgruppe 1 bis 2 im Prä-Post-Vergleich

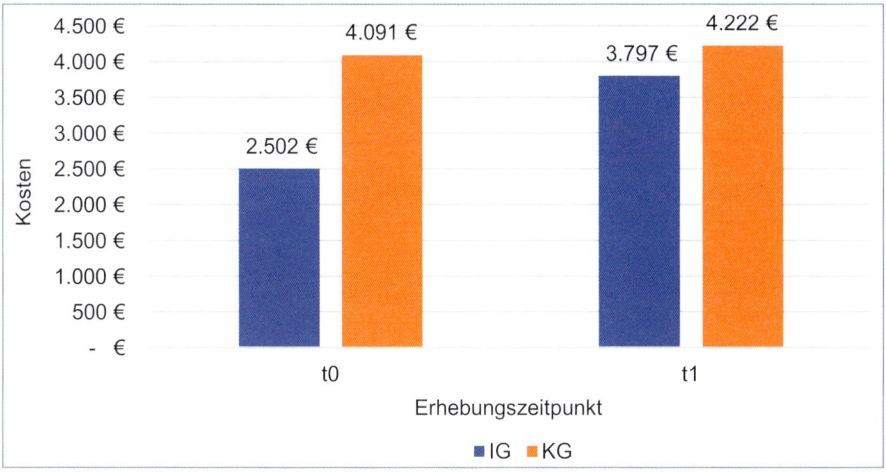

Quelle: Eigene Darstellung

Eine besonders starke Veränderung lässt sich bei den *Pflegekosten (SGB XI)* beobachten. Festzuhalten ist hier, dass die Pflegekosten bereits zu Beginn der Intervention in der Interventionsgruppe im Durchschnitt 70 Prozent höher als in der Kontrollgruppe ausfallen, während sie im Median fast identisch sind. Im Zuge der Intervention kommt es zu einem Anstieg um mehr als 80 Prozent im Durchschnitt, während die Kosten in der Kontrollgruppe sogar leicht fallen. Auch dies deckt sich mit den Ergebnissen der Analysen zu den Pflegeleistungen nach SGB XI, in welchen ein starker Anstieg in der Inanspruchnahme von Pflegeleistungen zu beobachten war. Durch die Unterstützung der Case Managerinnen und Case Manager bekommen die Probandinnen und Probanden die Pflegegrade zugeteilt, die mit Blick auf die objektiven Pflegebedarfe (interRAI HC, BI, siehe Kap. 5.2.5) sachgerecht sind und mit einem größeren Angebot an sozialrechtlich refinanzierten Leistungen einhergehen. Der Zugang zu Pflegeleistungen ist sowohl für Gepflegte als auch für pflegende Angehörige durch hohe Bürokratie aber auch Informationsdefizite und fehlende Zugangsmöglichkeiten erschwert (Lamura et al. 2006). Gerade hier unterstützt das Case Management nicht nur durch Informationen zu gesetzlich legitimierten Leistungen, sondern auch durch Unterstützung bei der bürokratisch-administrativen Umsetzung.

Eine vergleichbare Argumentation lässt sich für die Veränderungen in der Interventionsgruppe im Bereich der Hilfsmittelkosten (siehe Abbildung 34) und der Kosten für die häusliche Krankenpflege anführen (siehe Abbildung 35), die einen Anstieg von jeweils knapp 60 Prozent ausweisen, während der Anstieg in der Kontrollgruppe deutlich niedriger ausfällt.

Abbildung 34: Veränderung „Hilfsmittelkosten" der Zielgruppe 1 bis 2 im Prä-Post-Vergleich

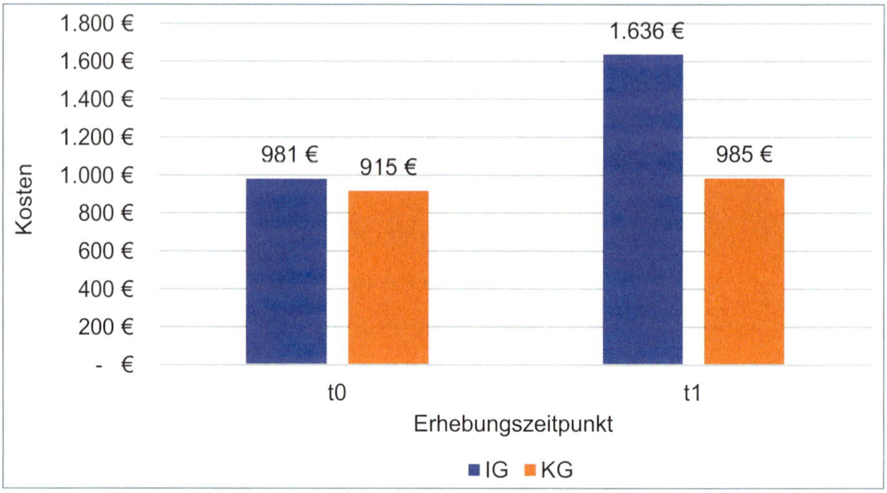

Quelle: Eigene Darstellung

Abbildung 35: Veränderung Kosten für „Häusliche Krankenpflege" der Zielgruppe 1 bis 2 im Prä-Post-Vergleich

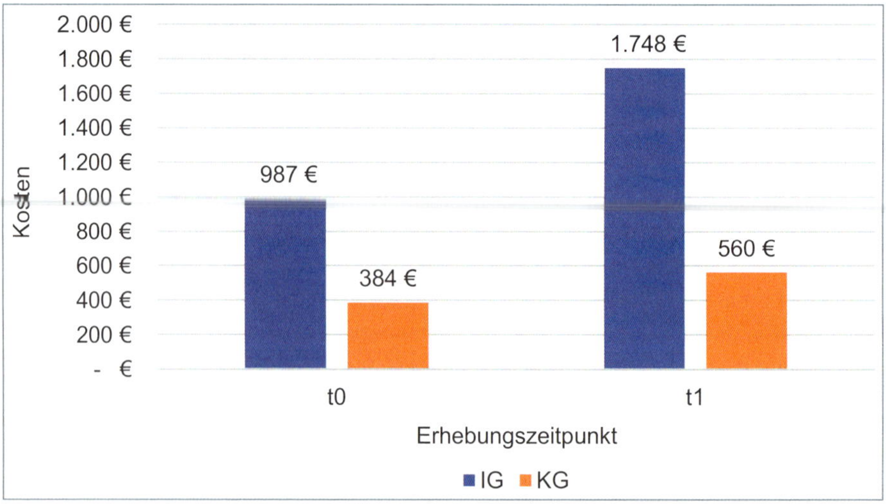

Quelle: Eigene Darstellung

Im Rahmen der *Kosten-Nutzen-Analysen* konnten mehrere Erkenntnisse gewonnen werden. Die stärksten Nutzen-Effekte des Case Managements wurden durch eine Stabilisierung des Gesundheitszustands sowie durch Verbesserungen bei der Bewältigung alltäglicher Aktivitäten festgestellt (siehe Kap. 5.2.5). Jedoch gibt es bisher nur wenige Studien, die sich in ähnlicher Weise mit dem Case Management und der Effektmessung beschäftigten. Zur systematischen Bestimmung eines Kosten-Nutzen-Verhältnisses wurden die Kosten- und Effektwerte der ReKo-Evaluationen genutzt, um das durchschnittliche Cost-Effectiveness-Ratio (CER) zu berechnen. Durch das CER wird die Kostenänderung im Verhältnis zu einer Veränderung einer Einheit des betrachteten Effekts (Schwappach 2012) dargestellt. Anschließend kann der ICER (Incremental Cost-Effectiveness-Ratio) berechnet werden, um die Kostenwirksamkeit der Intervention im Vergleich zur Kontrollgruppe zu analysieren. Der ICER zeigt den zusätzlichen Betrag in Euro, der investiert wurde, um eine Veränderung um einen Effektpunkt auf der Skala im Vergleich zur Regelversorgung zu erreichen. Da die erfassten Effekte auf verschiedenen Skalen gemessen werden, wurden die Effektmaße in einer weiteren Analyse Z-standardisiert, um die Kosteneffizienz zu normalisieren. Dies ermöglicht einen Vergleich der ICER-Werte basierend auf der Veränderung um eine Standardabweichung, um die Effektmaße innerhalb dieser Studie vergleichbar zu machen.

Die Ergebnisse der *ICER-Berechnungen* ließen keine eindeutige Einordnung zu. Die probabilistischen Sensitivitätsanalysen zeigten, dass ab einer Zahlungsbereitschaft ab 2.100–3.200 Euro (pro Klientin/Klient und Jahr) die Wahrscheinlichkeit der Kosteneffizienz für einige der Effektmaße (Barthel-Index, SF-36 [psychische Gesundheit], FLZ [Gesundheit]) über 50 % steigen. Limitationen zu diesen Berechnungen ergeben sich aus den beschriebenen möglichen Verzerrungseffekten. Um abschließende Aussagen über die Kosteneffizienz des ReKo-Case Managements treffen zu können, sind Langzeitstudien erforderlich, die insbesondere die Hospitalisierungsrate sowie weitere SGB V und SGB XI-Leistungen langfristig evaluieren. Zu erwarten ist, dass die über Selbsteinschätzungsinstrumente gemessenen positiven Gesundheitseffekte mittel- bis langfristig als objektiv messbar verbesserte Gesundheit der Klientinnen und Klienten sichtbar werden. Das würde wiederum zu geringeren Kosten und Belastung des Gesundheitssystems führen.

5.2.9 Zusammenfassende Diskussion

Im Rahmen des *G-BA-Innovationsfonds-Projektes ReKo* wurde ein regionales Pflegekompetenzzentrum als *Case Management-Organisation* mit *digitalem Ökosystem* im ländlichen Raum erprobt, das einen dezentralen Ansatz verfolgt, pflegebezogene Case Management-Angebote also vor Ort in etablierten kommunalen Strukturen installiert, um eine gute Erreichbarkeit für potenzielle Klientinnen und Klienten und niedrigschwellige Vernetzungen für eine problemorientierte intersektorale Kooperation zu ermöglichen, die Erfahrungen aus der Versorgungspraxis aber in der Weise aufbereitet, dass Impulse für übergreifende regionale (bspw. landkreisbezogene) Pflegeinfrastrukturentwicklung abgeleitet und systematisch an die Ebene der regionalen Strukturentwicklung kommuniziert werden können. Im Mittelpunkt der ReKo-Case Management-Organisation stand damit eine *sektorenübergreifende* und aufeinander bezogene, *beratende, begleitende und intervenierende Fallbegleitung* die eine *systematische Basis für eine regionsspezifische Perspektive der Pflegeinfrastrukturentwicklung* bereitstellte.

Die ReKo-Evaluationen konnten verdeutlichen, dass das ReKo-Case Management durch Maßnahmen zum *fallgerechten Aufbau, zur Stabilisierung oder Erweiterung von Sorgenetzwerken im Hilfe-Mix aus informellen und professionellen Unterstützungssystemen* Menschen mit komplexen pflegeassoziierten Problemlagen sowie ihre An- und Zugehörigen in ihren je konkreten Lebenswelten und Problemsituationen erreicht und bedarfsgerecht unterstützen kann. Insbesondere konnten Menschen erreicht und unterstützt werden, die mit gesundheits- und pflegeassoziierten Problemlagen konfrontiert sind und bislang keinen bedarfsgerechten *Zugang zum Versorgungssystem* gefunden haben. Die ReKo-Klientinnen und -Klienten nahmen darüber die Leistungsangebote des Gesundheits- und Pflegesystems (SGB V und SGB XI) durchschnittlich stärker in Anspruch. Damit konnten zentrale Zielstellungen des ReKo-Case Managements erreicht werden: Die Evaluationsergebnisse verweisen auf *subjektiv erlebte Verbesserungen im Bereich der Versorgungssicherheit und -qualität, der Lebensqualität, des gesundheitlichen Wohlbefindens und der Stabilität von Sorgenetzwerken.* Weiterhin konnten durch das ReKo-Case Management *objektive Pflegebedarfe* bei typischerweise progredient verlaufenden Gesundheits- und Pflegeproblemen *fallbezogen stabilisiert und der Gesundheitszustand insgesamt verbessert und damit das Institutionalisierungsrisiko der ReKo-Probandinnen und -Probanden gesenkt* werden. Die Aktivitäten der ReKo-Case Management-Organisation führten, den Evaluationsergebnissen folgend, weiterhin zu einer *verbesserten intersektoralen Vernetzung* und stellten ein erprobtes *digitales Unterstützungssystem* bereit, das eine *systematische Unterstützung der Case Management-Prozesse*, eine *digital gestützte Vernetzung mit den ReKo-Klientinnen und -Klienten und dem regionalen Versorgungssystem sowie, durch Anschluss an die Telematikinfrastruktur*, eine übergreifende Kommunikation im Gesundheits- und Pflegesystem ermöglicht und eine *Grundlage für ein systematisches regionales Pflegedatenmonitoring als Basis für eine datengestützte Pflegeinfrastrukturentwicklung* bereitstellt.

Komplexe pflegebezogene Case Management-Fälle zeichnen sich, so ein Ergebnis der ReKo-Evaluationen, durch individuelle, also klientinnen- bzw. klientengebundene Faktoren, durch instabile oder fehlende engere Sorgenetzwerke und/oder unzureichende oder schwer zugängliche regionale Versorgungstrukturen aus. In Konstellation führen diese Faktoren zu *multidimensionalen und dynamischen Komplexitätsanforderungen*, die bei den Betroffenen zu Überforderungen und Überlastungen bei der Sicherstellung von stabilen Sorgestrukturen und -netzwerken führen. Die qualitativen Erhebungen zu Beginn der ReKo-Intervention illustrieren diese Herausforderungen vielfach. In diesem Zusammenhang wird von den befragten Menschen mit Pflegerisiko oder sozialrechtlich legitimierter Pflegebedürftigkeit sowie von (pflegenden) An- und Zugehörigen häufig der *Wunsch nach einer zentral steuernden Ansprechperson geäußert*, die niedrigschwellig und bedarfsgerecht erreichbar ist und bei fachlichen, administrativ-bürokratischen und koordinierend-organisatorischen Herausforderungen unterstützt. Dieser Bedarf ist im Fachdiskurs des Case Managements nicht unbekannt: Die bzw. der typische Case Management Klientin bzw. Klient ist eine Person mit multikomplexen Problemlagen im Schnittstellenbereich etablierter Unterstützungssysteme, die selbst nicht *„in der Lage ist, mit den ihr verbliebenen Ressourcen ihre Bedürfnisse und Wünsche zu realisieren"* und bei der eine einfache Beratung zur Bearbeitung der Problemstellungen nicht ausreicht. Erforderlich ist vielmehr eine *„stabile kontinuierliche und vertrauensvolle Beziehung, um sich ihrer komplexen Situation zu stellen und sie zu verändern"* (Neuffer 2007, S. 419 f.).

Die ReKo-Evaluationen nach der ReKo-Intervention zeigen auf, dass die ReKo-Case Managerinnen und -Case Manager, Klientinnen und Klienten sowie Sorgenetzwerke nicht nur beraten, mit regionalen informellen und formellen Unterstützungsangeboten und Leistungsanbietern vernetzen und im Prozess koordinierend unterstützen, sondern dass sie selbst zu einer zentralen und verantwortlichen Ressource in den Sorgenetzwerken der ReKo-Probandinnen und -Probanden wurden. Deutlich wird dies daran, dass die Befragten *neben der fachlichen, administrativ-bürokratischen und koordinierend-organisatorischen Hilfestellung* insbesondere auch eine *verlässliche und vertrauensvolle sozial-emotionale Unterstützung in herausfordernden Lebenslagen als besonderes Qualitätsmerkmal* des pflegebezogenen ReKo-Case Managements hervorheben.

Das Problem schwer zugänglicher, unvollständiger oder fehlender Beratungen in Bezug auf pflegeassoziierte Herausforderungen ist bekannt und belegt (Büscher et al. 2023, S. 172; Hielscher et al. 2017). Das ReKo-Case Management konnte, so die Befunde der Evaluationsstudien, diese Beratungslücken bedarfsgerecht schließen. Die empirischen Evaluationsstudien zeigen, dass sich entsprechende Effekte in Bezug auf eine Stabilisierung des Gesundheits- und Pflegestatus nicht nur bei komplexen ReKo-Fällen einstellen, sondern auch bei eher weniger komplexen Fällen. *Von einem verbesserten Zugang zu den SGB V und SGB XI-Leistungsangeboten durch das ReKo-Case Management profitieren also eher komplexe und eher weniger komplexe Einzelfälle gleichermaßen.*

(Pflegende) An- und Zugehörige sind durch vielfältige Aufgaben und Anforderungen im Sorgearrangement und dem eigenen Alltag aus Beruf, Familie, sozialem Leben und ggf. der eigenen Gesundheitspflege mehrfach belastet. Diese Herausforderungen und Belastungen sind im wissenschaftlichen Diskurs vielfach beschrieben und mit Forderungen nach Entlastungangeboten verbunden, die die Situation von pflegenden An- und Zugehörigen verbessern (exemplarisch Rothgang und Müller 2018). Brüker et al. (2017) fordern ein eigenständiges Case Management-Konzept für pflegende Angehörige. Für Auth et al. (2018, S. 63) ist die Etablierung von Case Management für Angehörige *„aus einer präventiven sozialpolitischen Perspektive von hoher Bedeutung, sowohl für den Eintritt in die Pflegesituation, aber auch während der häufig langandauernden Phase der Aufrechterhaltung, in der eine fortschreitende Pflegebedürftigkeit immer wieder neue Gestaltungs- und Entscheidungsanforderungen an die Pflegeorganisation stellt."* Der „Unabhängige Beirat zur Vereinbarkeit von Pflege und Beruf" empfiehlt zur Verbesserung der Situation von pflegenden berufstätigen Angehörigen jüngst den Einsatz von Case Managerinnen und Case Managern. Pflegende Angehörige wünschen sich demnach eine „Beratung aus einer Hand" sowie *„eine feste, fachlich kompetente Ansprechperson vor Ort, die die regionalen Angebote kennt und sie kontinuierlich – bei Bedarf und bei sich verändernden Rahmenbedingungen – individuell durch den Pflegeprozess begleitet."* (Unabhängiger Beirat für die Vereinbarkeit von Pflege und Beruf 2023, S. 59). Die ReKo-Evaluationen nach Beendigung der ReKo-Interventionen zeigen auf, dass die (pflegenden) An- und Zugehörigen durch das ReKo-Case Management Entlastungen erfahren durch fachliche, administrativ-bürokratische Unterstützung und durch die Stabilisierung der Sorgenetzwerke, insbesondere aber auch durch sozial-emotionale Unterstützung in komplexen Problemlagen. Die Ergebnisse der standardisierten Evaluationen zum Belastungserleben bestätigen diese (moderate) Entlastung von (pflegenden) An- und Zugehörigen in der ReKo-Interventionsgruppe im Vergleich zur Kontrollgruppe. Dadurch ergeben sich auf Seiten der (pflegenden) An- und Zugehörigen neue Handlungsspielräume in Bezug auf die Gestaltung ihres eigenen beruflichen und sozialen Lebens, die mit Verbesserungen der finanziellen Situation sowie der erlebten Lebensqualität einhergehen. Mit Blick auf eine nachhaltige Entlastung von pflegenden An- und Zugehörigen ist eine weitere konzeptionelle und strukturelle Schärfung der Case Management-Angebote unter besonderer Berücksichtigung von gezielten Copingstrategien und bedarfsgerechten Entlastungsangeboten für diese besondere Zielgruppe zu empfehlen (Seidl et al. 2023).

Aus Perspektive der professionellen Leistungserbringenden (bspw. ambulante Pflegedienste, Beratungsstellen, Pflegestützpunkten [Zielgruppe 4]) wird zu Beginn der ReKo-Intervention von mangelnden personellen Kapazitäten, begrenzten pflegespezifischen Kompetenzen und unzureichenden Handlungsspielräumen in der Handhabung leistungsrechtlich legitimierter Unterstützungsangebote zur Begleitung und Unterstützung komplexer Fälle berichtet. Das Wissen um eine bedarfsgerechte Begleitung könne vor diesem Hintergrund häufig nicht umgesetzt werden und im Berufsalltag müsse oft entgegen des eigenen beruflichen Ethos gehandelt werden (Moral Distress). Diese Erkenntnisse bestätigen sich durch empirische Evaluationen von Pflegestützpunkten (PSP) in Deutschland, die darauf verweisen, dass knappe personelle Ressourcen in den PSP dazu führen, dass *„ein Anspruch an vielfältige Kooperations- und Vernetzungstätigkeiten angesichts dieser Situation nicht erfüllbar ist."* (Braeseke et al. 2018b, S. 189). Eine nicht ausreichende Refinanzierung begrenze in diesem Zusammenhang auch die Möglichkeiten der sektorenübergreifenden Kooperation (Braeseke et al. 2018a). Die Literaturlage bestätigt weiterhin, dass Case Management in Deutschland als Angebot der Pflegeberatung nach § 7a SGB XI meist nicht auf der Basis angemessener konzeptioneller Grundlagen durchgeführt wird (Wolff et al. 2023). Der Sachverständigenrat zur Begutachtung der Entwicklung im Gesundheitswesen (SVR) stellt bereits 2009 fest, dass die Koordination und Fallsteuerung bei komplexen Problemlagen als hausärztlicher Verantwortungs- und Aufgabenbereich aufgrund von Kapazitätsbegrenzungen nicht angemessen zu bewältigen sei (SVR 2009). Der Siebte Altenbericht der Bundesregierung fordert vor diesem Hintergrund, dass koordinierende und fallsteuernde Tätigkeiten an *„hierfür zusätzlich qualifizierte Professionen (z. B. Fachkräfte aus der Pflege und der sozialen Arbeit als Case-Manager und -Managerinnen) zu übertragen"* seien (BMFSFJ 2016, S. 151). Durch die zunehmende Differenzierung der verschiedenen Leistungen des Sozial-, Gesundheits- und Pflegewesens sei nicht nur eine Person gefordert, die die Begleitung von (angehenden) pflegebedürftigen Menschen und ihren An- und Zugehörigen durch eine transparente Darstellung des Leistungsgeschehens und Unterstützung zur Sicherstellung eines stabilen Sorgenetzwerkes übernimmt, sondern zudem eine fallverantwortliche steuernde Instanz im Versorgungsumfeld, die u. a. die Schnittstellen zwischen sozialrechtlich agierenden Akteuren bearbeitet und die fallbezogene Koordination des Gesamtprozesses übernimmt. Die ReKo-Evaluationen zeigen, dass das ReKo-Case Management diese Anforderungen der Fallsteuerung in enger Zusammenarbeit mit weiteren Akteuren und Akteursgruppen im Versorgungssystem durch gemeinsame Hausbesuche, Fallbesprechungen und zielgerichtete Kooperation übernehmen kann. Die befragten professionellen Akteure aus dem etablierten Versorgungssystem betonen, dass die Zusammenarbeit mit dem ReKo-Case Management zu einer Erweiterung ihrer Expertise und einer verbesserten Sicherheit im Umgang mit komplexen pflegeassoziierten Fällen und sozialgesetzbuchübergeifenden Anforderungen geführt habe und das ReKo-Case Management nicht zu Doppelstrukturen im System führe, sondern sinnvolle Erweiterungen des Leistungsangebotes in Bezug auf die Begleitung komplexer Fälle bereitstelle. Durch das ReKo-Case Management wurde demnach neues Wissen zu Leistungsangeboten aufgebaut, wodurch die Handlungskompetenz im Gesamtsystem befördert und das regionale Netzwerk erweitert werden konnte.

Die ReKo-Evaluationen zeigen weiterhin, dass für viele Menschen im ländlichen Raum aus verschiedensten Gründen der *Zugang zum Versorgungssystem erschwert* ist. Dies mündet in der ReKo-Interventionsregion in Phänomenen der *Unter- und Fehlversorgung*, 30 % der ReKo-Fälle mit komplexen pflegeassoziierten Herausforderungen waren vor Beginn der ReKo-Intervention keinem Pflegegrad gemäß SGB XI zugeordnet, obwohl ein objektiver Pflegebedarf im Rahmen der Evaluationen (Barthel-Index, interRAI HC) nachgewiesen werden konnte. Begrenzungen im Zugang zum Gesundheits- und Sozialsystem durch Phänomene der sozialen Ungleichheit, z. B. durch Einkommens- oder Bildungsunterschiede, oder durch alters- und geschlechtsspezifische oder wohnortgebundene Merkmale sind bekannt (Knabe et al. 2021; Lampert und Hoebel 2019; Schöllgen et al. 2010; Janßen et al. 2009). Insbesondere zeigte sich in diesem Zusammenhang, dass vor Beginn der ReKo-Arbeiten in beiden Untersuchungsregionen (Interventions- und Kontrollregion) männliche Probanden trotz objektiv diagnostiziertem Pflegebedarf (RAI HC, BI) deutlich häufiger keinen Pflegegrad aufwiesen, als dies bei weiblichen Probandinnen der Fall war. Auch dieses Phänomen wird in der Fachliteratur diskutiert: Demnach übernehmen Partnerinnen unterstützungs- und pflegebedürftiger Männer über lange Zeit Pflege- und Sorgeaufgaben und übergeben diese erst, wenn ihre persönlichen Ressourcen erschöpft sind – im Ergebnis sind pflegebedürftige Männer häufig initial in einen höheren Pflegegrad eingestuft als Frauen (Blüher et al. 2021).

Die ReKo-Evaluationen weisen nach, dass das *ReKo-Case Management den Zugang zu den Versorgungssystemen für die Probandinnen und Probanden mit Pflegerisiko und objektiven Pflegebedarfen in der ReKo-Interventionsgruppe verbessert*. Dieser Effekt kann sowohl in Bezug auf SGB XI- als auch hinsichtlich SGB V-Leistungen über statistische Analysen ausgewiesen werden. Erwartungsgemäß (progrediente Krankheits- und Pflegeverläufe) steigen die durchschnittlichen *Pflegegrade (SGB XI)* in beiden ReKo-Studiengruppen über den Projektverlauf signifikant an, in der ReKo Interventionsgruppe ist dieser Anstieg jedoch insbesondere bei komplexen Fällen deutlich ausgeprägter als in der Kontrollgruppe. Über diese Entwicklung wurden in der Interventionsgruppe die geschlechtsspezifischen Unterschiede in der Pflegegradeinstufung bis zum Ende der ReKo-Interventionen ausgeglichen, während diese in der ReKo-Kontrollgruppe unverändert blieben.

Die Analysen der ReKo-Evaluationen weisen weiterhin Veränderungen bei der durchschnittlichen Inanspruchnahme von SGB V- und SGB XI-Leistungen nach, die spezifisch auf einen längeren Verbleib unterstützungs- und pflegebedürftiger Menschen in der eigenen Häuslichkeit abzielen (z. B. Häusliche Krankenpflege, Entlastungs- und Betreuungsangebote, Kurzzeitpflege, Verhinderungspflege, Wohnumfeldverbesserung, Hilfsmittelverschreibung u. a. m.). Vor Beginn der ReKo-Interventionen zeigen sich diesbezüglich kaum Unterschiede. Nach Beendigung der ReKo-Interventionen ist ein signifikanter Anstieg der Leistungsinanspruchnahme für beide Studiengruppen festzustellen, was angesichts der durchschnittlichen progredienten Entwicklung von Krankheits- und Pflegeverläufen und entsprechender Beratungsleistungen auch im Regelsystem erklärbar ist. Die Effektstärke der Zunahme der Leistungsinanspruchnahme ist in der ReKo-Interventionsgruppe allerdings deutlich stärker ausgeprägt als in der Kontrollgruppe.

Der verbesserte Zugang zum Versorgungssystem für die ReKo-Interventionsgruppe zur Stärkung des Vorrangs von ambulanter vor stationärer Versorgung zeigt sich schließlich auch über eine *signifikant gestiegene Inanspruchnahme von ambulanten medizinisch-ärztlichen Leistungsangeboten*, die auch hier für Klientinnen und Klienten mit komplexen Problemlagen besonders deutlich ausfällt.

Der verbesserte Zugang zum Versorgungssystem (SGB V und SGB XI) für die Probandinnen und Probanden der ReKo-Interventionsgruppe geht zunächst mit erhöhten Kosten im Versorgungssystem einher. Die erzielten Verbesserungen in Bezug auf die Pflege- und Unterstützungsbedarfe dieser Klientinnen und Klienten stellen aber *mittelfristig eine Stabilisierung von Pflege- und Versorgungsverläufen bzw. langfristig eine Verlangsamung progredienter Verläufe – und damit ggf. auch eine Verringerung der Kostenaufwendungen im Gesundheits- und Pflegesystem – in Aussicht*. Die Stabilisierungseffekte in Bezug auf Gesundheits- und Pflegeverläufe konnten über die ReKo-Evaluationen nachgewiesen werden. Kostenwirksame Effekte der ReKo-Interventionen im Sinne gesundheitsökonomischer Einsparungsmöglichkeiten sind dagegen im Vergleich von Interventions- und Kontrollgruppe über den Evaluationszeitraum nicht erkennbar. In beiden Gruppen entwickelt sich die Anzahl der Krankenhausaufenthalte und -tage rückläufig, ohne dabei signifikante Unterschiede erkennen zu lassen. Diese Entwicklung deckt sich mit der Gesamtentwicklung der Krankenhausaufenthalte und -tage in Deutschland und wird gemeinhin auf pandemiebedingte Effekte zurückgeführt (Augurzky et al. 2023).

Dieser Befund wird im Rahmen der Evaluation in der Weise interpretiert, dass ein *pflegebezogenes ReKo-Case Management insbesondere mit präventiven Effekten verbunden ist, die eine gesundheitsökonomisch messbare Wirkung auf die kostentreibenden Faktoren (z. B. Krankenhausaufenthalte und -tage, stationäre Langzeitpflege) erst mit zeitlicher Verzögerung erkennen lassen*. Die ReKo-Evaluationen umfassten einen einzelfallbezogenen Zeitraum von 18 Monaten (Initialerhebung unmittelbar vor Beginn der ReKo-Einzelfall-Intervention, Zweiterhebung nach einem Jahr Einzelfall-ReKo-Intervention, Follow-up sechs Monate nach Abschluss der ReKo-Einzelfall-Intervention). Für die ReKo-Probandinnen und -Probanden konnte für diesen Evaluationszeitraum eine *signifikante Verringerung des objektiven Institutionalisierungsrisikos* nachgewiesen werden. Es ist davon auszugehen, dass sich dieser Effekt bei längeren Evaluationszeiträumen messbar auf die Hospitalisierungsrate und weitere kostentreibende Faktoren niederschlägt.

Folgt man dieser Argumentation, sind die kurz- bis mittelfristigen Kostensteigerungen im Gesundheits- und Pflegesystem durch die Etablierung einer ReKo-Case Management-Organisation grundsätzlich zu begrüßen. Sie stellen gewissermaßen eine *Investition in die gesundheits- und pflegepolitische Zielsetzung des Vorranges ambulanter vor stationärer Versorgung* dar.

Der Befund, dass sowohl eher komplexe und eher weniger komplexe Einzelfälle gleichermaßen von einem verbesserten Zugang zum Versorgungssystem profitieren, verweist darauf, dass der ReKo-Ansatz bei breiterer Dissemination und Etablierung nicht auf komplexe Einzelfälle zu reduzieren ist. Eine frühzeitige Identifikation und Bearbeitung von pflegebezogenen Problemlagen verstärkt, so die Einschätzung, das präventive Potenzial der ReKo-Interventionen mit entsprechenden Erträgen auf der Mikroebene der Fallarbeit sowie der gesundheitsökonomischen Makroebene.

Das ReKo-Case Management konnte nach einer Aufbauphase im Rahmen des Modellprojektes gut in die bestehenden regionalen Strukturen integriert und eingebunden werden und dadurch Einfluss auf regionale Koordinierungs-, Abstimmungs- und Planungsstrukturen und -verfahren nehmen. Über einzelfallbezogene Herausforderungen auf der Mikroebene der Versorgung wurden Versorgungslücken und Schwächen in der regionalen Pflegeinfrastruktur identifiziert, systematisch dokumentiert und über digitale Vernetzungen im regionalen Versorgungssystem kommuniziert. Weiterhin wurden über diese Mikroebene der Versorgung neue regionale Vernetzungen aufgebaut und kreative Problemlösungen für komplexe Problemlagen aufgezeigt, die Impulse und Best-Practice-Ansätze für die regionale Entwicklung bereitstellten. Auf Basis der entsprechenden Datenlage konnten wichtige Impulse in die regionalen Diskurse der Pflegestrukturentwicklung auf der regionalen Meso- und Makroebene eingebracht werden. Diese Impulse betreffen Aspekte der *Qualitätsentwicklung in Bezug auf Fragen der regionalen Struktur-, Prozess- und Ergebnisqualität* (Donabedian 2005; Büscher und Krebs 2022; Wehner et al. 2021; Hasseler und Stemmer 2018).

Auf der Ebene der Strukturqualität wurde mit dem ReKo-Ansatz eine Ergänzung der etablierten Versorgungsstruktur bereitgestellt, die, so die ReKo-Evaluationen, Versorgungslücken kompensiert ohne Doppelstrukturen zu schaffen, das etablierte Regelsystem entlastet und eine bedarfsgerechte digitale Infrastruktur für die gemeindenahe sektorenübergreifende Zusammenarbeit bereitstellt und auf hohe Zufriedenheit im etablierten Regelsystem stößt. Von besonderer Bedeutung ist dabei die spezifische Qualifikation der ReKo-Case Managerinnen und Manager, die eine berufliche Ausbildung in der Pflege sowie eine zertifizierte Case Management-Ausbildung (gemäß DGCC) umfasst, den Evaluationsergebnissen folgend jedoch insbesondere um sozialrechtliche Kompetenzen sowie um systematische Kompetenzen im Bereich der regionalen Vernetzung und der evidenzbasierten Pflege und des regionalen Wissenstransfers anzureichern wären (Büscher 2013). Die Komplexität der Herausforderungen sowie die spezifische Bedeutung eines „Pflegerischen Blicks" als Gelingensbedingung eines pflegebezogenen Case Managements legt hier mittelfristig eine akademische pflegewissenschaftliche Qualifizierung auf Masterniveau nahe.

Die ReKo-Evaluationen verweisen darauf, dass eine *Verankerung des ReKo-Case Management-Ansatzes* in kommunalen Strukturen erfolgversprechend ist. Dies begründet sich in besonderen Optionen für niedrigschwellige Zugänge für potenzielle Klientinnen und Klienten über unmittelbaren Anschluss an vertraute und bekannte kommunale Angebote (z. B. Familienservicebüro, Pflegestützpunkte etc.) sowie der sich daraus ergebenden Möglichkeiten für eine gute Vernetzung mit Angeboten der Regelversorgung. Hilfreich sind in diesem Zusammenhang auch Kenntnisse und Erfahrungen der konkreten Case Managerinnen und Manager zu regionalen und lokalen Besonderheiten (z. B. Dialekte, kommunale Strukturen und regionale Traditionen/Rituale etc.). Als ein Kernelement des ReKo-Case Management-Ansatzes ist die Durchführung von Hausbesuchen zu betonen, die dem Case Management ein umfassendes Bild der Versorgungslage der Klientinnen und Klienten ermöglichen, ausreichende personelle und zeitliche Ressourcen allerdings voraussetzen.

Hinsichtlich des Transfers und der Übertragbarkeit auf andere Regionen ist die Relevanz des Aufbaus auf regional bereits vorhandene Versorgungsinfrastruktur hervorzuheben. Dadurch wird der Schaffung von Parallelstrukturen und Konkurrenzdenken entgegengewirkt.

Auf der Ebene der Prozessqualität wurden etablierte pflegespezifische (Pflegeprozess) und administrativ-bürokratische (insbesondere Gesundheits-, Pflege- und Sozialrecht) Prozesslogiken über das systematische Vorgehen des Case Management-Prozesses gemäß DGCC integriert. Damit werden insbesondere partizipative Aushandlungsprozesse in der Entscheidungsfindung zwischen Klientinnen und Klienten, An- und Zugehörigen, erweiterten Sorgenetzwerken, professionellen Leistungserbringenden und administrativ-bürokratischen Akteuren und Interessenvertretungen gestärkt und systematisch in die Versorgungsprozesse eingebunden. Auf der Mikroebene der Versorgung stellen Aushandlungsprozesse dieser Art ein zentrales Qualitätskriterium insbesondere in Kontexten der häuslichen und ambulanten Versorgung dar (Büscher und Krebs 2018). Über das ReKo-Care Management befördert eine ReKo-Case Management-Organisation partizipative Aushandlungsprozesse aber auch in Bezug auf die regionale Strukturentwicklung auf der Meso- und Makroebene des Gesundheits- und Pflegewesens und unterstützt damit die regionale Qualitätsentwicklung.

Durch die fallsteuernde Übernahme der ReKo-Case Managerinnen und -Case Manager, die gemeinsamen Hausbesuche und die zielgerichtete Zusammenarbeit fühlten die professionellen Akteure in den Institutionen des Versorgungssystems sich sicherer im Umgang mit komplexen, zumeist pflegerelevanten, aber auch sozialgesetzbuchübergeifenden Anforderungen. Durch das ReKo-Case Management wurde außerdem neues Wissen zu Leistungsangeboten aufgebaut, wodurch die eigene Handlungskompetenz gefördert und das Netzwerk erweitert wurde. Auf dieser Ebene leistete das ReKo-Case Management eine Steigerung der Prozessqualität auch auf Seiten der kooperierenden Leistungserbringenden der Modellregion: durch die strukturelle Einbindung des ReKo-Case Managements in die Versorgung komplexer Einzelfälle stand eine systematische Unterstützung bereit, die die Leistungserbringenden im etablierten Regelsystem in die Steuerung der Versorgung einbeziehen konnten, was wiederum die Prozesse der Leistungserbringenden des Regelsystems, gerade in Bezug auf vormals problematisch erlebte komplexe Einzelfälle, erleichterte. Durch die erhöhte Strukturqualität und die entwickelte Kooperation zwischen Leistungserbringenden und ReKo-Case Management konnte sodann auch eine erhöhte Ergebnisqualität in der regionalen Versorgung erreicht werden.

In Bezug auf die *Ergebnisqualität* konnten die ReKo-Evaluationen einerseits wichtige Impulse für die Differenzierungen von komplexen und weniger komplexen Fällen in der regionalen Versorgung liefern. Die Bemessung und Bewertung von Effekten neuer Versorgungskonzepte (im ländlichen Raum) hängt entscheidend von Differenzierungen dieser Art ab. Während im etablierten engeren Pflegediskurs die Komplexität der Fälle vorzugsweise über personengebundene Faktoren des Pflegebedarfs und des Krankheitsverlaufs bestimmt werden (Brühe und Gahlen-Hoops 2024) verweisen die ReKo-Evaluationen darauf, dass die Komplexität von Einzelfällen in Kontexten der regionalen Versorgung über die je spezifische Konstellation der Falldimensionen *„Individuelle Faktoren"*, *„Sorgeressourcen"* und *„Regionale Versorgungsstrukturen"* zu bestimmen ist. Über die ReKo-Evaluationen wurde in diesem Zusammenhang andererseits deutlich, dass die gesundheitsökonomisch etablierten Bemessungsfaktoren zur Bestimmung von Ergebnisqualität (insbesondere GKV-Routinedaten) in pflegeassoziierten Kontexten derzeit eine noch begrenzte Aussagekraft haben. Die ReKo-Evaluationen legen nahe, dass diese grundsätzlich um belastbare pflegerelevante Aspekte zu erweitern, die systematisch erhobenen GKV-Routinedatensätze also um pflegespezifische Datensätze anzureichern sind. Dies setzt intensive theoretisch-konzeptionelle und methodische Arbeiten voraus, die etablierte Perspektiven und Methoden der Pflegeforschung (in ReKo-Kontexten etwa interRAI-HC-Datensätze) berücksichtigen sollten.

Im Rahmen der Evaluationsergebnisse zum ReKo-Modellprojekt lassen sich Aspekte der Ergebnisqualität konkret in Bezug auf Faktoren der *Mikroebene der Versorgung* von Einzelfällen, der *Mesoebene der institutionellen Versorgungsstrukturen* sowie der *Makroebene der regionalen Entwicklung* zur Diskussion stellen. Auf der Ebene der fallbezogenen Versorgungsqualität ist zunächst zu verzeichnen, dass sich die *subjektiv erlebte Qualität der Versorgung* aus Sicht der ReKo-Klientinnen und -Klienten sowie ihrer An- und Zugehörigen erheblich verbessert. Dies gilt gemäß Maxwell (1984) als ein bedeutsamer Indikator („effectiveness for individuals") für die Qualitätsmessung von Versorgungsleistungen. Eine besondere „relevance to needs" zeigt sich für alle Akteure im Umfeld des ReKo-Angebotes. Durch die gute Erreichbarkeit sowohl zeitlich als auch örtlich werden ebenfalls Kriterien zum „access to services" erfüllt (ebd.). Mit Blick auf *objektive Bemessungsfaktoren* ist insbesondere auf die Stabilisierungseffekte im Bereich der objektiven Pflegebedarfe, des Gesundheitszustandes sowie der Sorgenetzwerkstrukturen durch die ReKo-Interventionen zu verweisen, die insgesamt in einem verringerten Institutionalisierungsrisiko der ReKo-Probandinnen und -Probanden münden.

Die *subjektiv erlebte Verbesserung der Qualität der Versorgung* durch die ReKo-Interventionen wird auch von Seiten der professionellen Akteursgruppen im etablierten Regelsystem (Pflegefachpersonen, Krankenhaussozialdienst, Familienservicebüros, Pflegestützpunkte, Krankenkassen, kommunale Verwaltung etc.) auf der Mesoebene der regionalen Versorgung beschrieben. Die Ergebnisqualität verbessert sich demnach weiterhin durch eine *hohe Zufriedenheit mit der interdisziplinären Zusammenarbeit mit dem ReKo-Case Management sowie insgesamt im regionalen Versorgungssystem*, die sich insbesondere durch eine verbesserte regionale

Vernetzung und bedeutsame Impulse für eine niedrigschwellig institutionalisierte Zusammenarbeit (z. B. im Rahmen von kommunalen Pflegetischen) zeigt. Als Herausforderung zeigt sich in diesem Zusammenhang die konkrete Zusammenarbeit und Vernetzung mit dem Haus- und Facharztsystem, das sich auf eine Kooperation mit der ReKo-Case Management-Organisation nicht systematisch einlassen konnte. Herausforderungen der Neuverteilung von Aufgaben- und Verantwortungsbereichen in einem zunehmend ausdifferenziertem Gesundheits- und Pflegesystem stellen hier ein grundsätzlicheres Desiderat dar (Büscher 2013). Die benannte Zufriedenheit konnte grundsätzlich auch mit Blick auf das über die ReKo-Initiativen bereitgestellte *digitale Ökosystem* auf Seiten der professionellen Akteursgruppen im Regelsystem sowie beim ReKo-Case Management selbst festgestellt werden. Die entlang des DGCC-Prozesses angelegte Case Management-Plattform *Quovero* ermöglicht neben intcrprofessionellen Kommunikationen im regionalen Versorgungssystem und differenzierten Prozessdokumentationen auch systematische Ergebnisdokumentationen entlang eines jeweils fallspezifischen, partizipativ entwickelten Hilfeplanes, die zur Ergebnisqualität im Einzelfall beitragen, aber auch für systematische Auswertungen auf der Mesoebene der Versorgung genutzt werden können. Digital gestützte Versorgungsprozesse können, so der Stand des Fachdiskurses, die Ergebnisqualität auch auf dieser Mesoebene der Versorgung erheblich verbessern (Lutze et al. 2021).

Die Ergebnisqualität auf der *Makroebene der regionalen Versorgung* knüpft an diese Mehrwerte einer digital gestützten regionalen Entwicklung an: Die über die Bearbeitung von ReKo-Einzelfällen digital gestützt erhobenen Daten können mit Blick auf Stärken und Schwächen im regionalen Versorgungssystem systematisch ausgewertet und über das ReKo-Care Management zur regionalen Pflegestrukturplanung und -entwicklung zur Diskussion und weiteren Verarbeitung gestellt werden. Die digitale Unterstützung ermöglicht perspektivisch ein *differenziertes Pflegedatenmonitoring*, das gezielt zur regionalen Entwicklung sowie durch Anschluss an die Telematikinfrastruktur darüber hinaus ggf. auch zur regionsübergreifenden Pflegestrukturplanung genutzt werden kann und damit (gesundheits- und pflege-) politisch von Bedeutung ist.

5.2.10 Limitationen

Die ReKo-Evaluationen waren als Ergebnisevaluation angelegt, nicht als Konzeptevaluation. Die konzeptuellen Grundlagen des ReKo-Case Management oder der ReKo-Case Management-Organisation standen damit nicht im Mittelpunkt der Untersuchungen, was die Aussagekraft der Ergebnisevaluation limitiert. In die ReKo-Interventionen konnten weiterhin Personen unter 18 Lebensjahren, demenziell erkrankte Menschen sowie Personen in der präfinalen und finalen Lebensphase nicht eingeschlossen werden. Die Evaluation kann folglich über jene Personengruppen keine Aussagen zur Wirkung einer ReKo-Case Management-Intervention leisten. Limitationen ergeben sich ggf. weiter daraus, dass die ReKo-Probandinnen und -Probanden ausschließlich gesetzlich krankenversichert waren, privat versicherte Personen also nicht berücksichtigt wurden.

6. Transferbedingungen und Empfehlungen

6.1 Transferempfehlungen

6.1.1 Gelingensbedingungen zur regionalen Etablierung von ReKo-Case Management-Organisationen

Aus den ReKo-Evaluationen lassen sich Empfehlungen für den Transfer des ReKo-Konzeptes in weitere Regionen zur Weiterentwicklung und Verbesserung der Versorgungsqualität sowie der regionalen Pflegeinfrastruktur (im ländlichen Raum) ableiten. Case Management zur Begleitung und Unterstützung von Menschen mit Pflegerisiko und Pflegebedarf sowie ihren Sorgenetzwerken lässt sich in verschiedenster Weise realisieren und organisieren. Die hier skizzierten Gelingensbedingungen konzentrieren sich auf Transfermaßnahmen, Umsetzungskomponenten und Gestaltungsaspekte, die explizit Anschluss an die konzeptionellen und empirischen Erfahrungen des ReKo-Projektes suchen, um ein *pflegebezogenes Case Management im Rahmen einer ReKo-Case Management-Organisation* zu realisieren.

Die hier skizzierten Gelingensbedingungen stellen keine Erfolgsgarantie zur Erreichung von Ergebnissen dar, wie sie im Rahmen der ReKo-Evaluationen vorgestellt wurden. Die ReKo-Evaluationen verweisen vielmehr darauf, dass der konzeptionelle ReKo-Ansatz an spezifische regionale Bedingungen z. B. in Bezug auf die Trägerschaft einer ReKo-Case Management-Organisation, die konkreten Formen der interprofessionellen sowie der regionalen Vernetzung oder der Umsetzung eines konkreten digitalen Ökosystems anzupassen ist.

Auf der **Mikroebene** der Einzelfallbearbeitung im Rahmen einer Case Management-Organisation sind insbesondere organisationale und qualifikatorische Gelingensbedingungen hervorzuheben, um einen gelungenen Transfer des ReKo-Ansatzes in weitere Regionen zu ermöglichen: Die *dezentrale Verortung der konkreten ReKo-Case Managerinnen und -Case Manager* an verschiedenen lokal bzw. regional bereits etablierten Anlaufstellen (z. B. Krankenhäuser, Pflegestützpunkte, Familienservicebüros etc.) unterstützt einen *niedrigschwelligen Zugang* für Bürgerinnen und Bürger sowie eine *niedrigschwellige Zusammenarbeit* zwischen den verschiedenen professionellen und informellen Akteursgruppen im regionalen Versorgungssystem und dient der Verbreitung von Informationen zum ReKo-Angebot in der jeweiligen Region. Potenzielle Klientinnen und Klienten können auf diese Weise über verschiedene Anlaufstellen auf das ReKo-Angebot aufmerksam gemacht werden und mit dem konkreten Case Management-Angebot in Kontakt treten. Darüber hinaus ist auch das *zugehende Angebot des ReKo-Case Managements* für Transferansätze zu empfehlen. Über Hausbesuche wird ein Beziehungs- und Vertrauensaufbau zwischen Klientinnen und Klienten und ReKo-Case Management befördert, das ReKo-Case Management erhält für die zielorientierte Hilfeplanung ggf. unverzichtbare Einblicke in die konkreten Lebenswelten der Leistungsempfängerinnen und -empfänger und erkennt mögliche Anschlussstellen für den Aufbau eines stabilen Sorgenetzwerkes ggf. schneller. Auch die Erprobung interprofessioneller Hausbesuche hat sich sowohl zur Identifikation gezielter Unterstützungsmaßnahmen als auch zur einzelfallbezogenen und ggf. sektorenübergreifenden Begleitung und Versorgung bewährt. Für den Aufbau einer erfolgreichen Kooperationsbeziehung zwischen Klientinnen und Klienten und dem ReKo-Case Management ist ein physischer Erstkontakt allerdings nicht zwingend erforderlich: Telefonische oder digital unterstützte Erstkontakte haben sich als Zugangsweg durchaus bewährt. Von besonderer Bedeutung für den Aufbau vertrauensvoller Beratungs- und Unterstützungsprozesse war die *Unabhängigkeit des ReKo-Case Management-Angebotes* von finanziellen oder trägerspezifischen Eigeninteressen. Diese muss als Gelingensbedingung für eine vertrauensvolle Zusammenarbeit gelten, die häufig prekäre Lebenslagen und ggf. auch sensible Problembereiche aufzugreifen und zu bearbeiten hat. Die unabhängige Orientierung des ReKo-Case Managements an den Bedarfen und Bedürfnissen der Klientinnen und Klienten ist unverzichtbar, muss allerdings um weitere Faktoren angereichert werden, um gelingende ReKo-Case Management-Prozesse zu ermöglichen: Dazu gehören insbesondere systematische Orientierungen an den *fachlichen Standards des Case Management-Prozesses* gemäß DGCC sowie der systematische Rückgriff auf *pflegespezifische Expertise* (im Sinne der Pflege als wissensbasierte Arbeit [externe und interne Evidenz], als Interaktions- und Beziehungsarbeit [Emotionsarbeit, Gefühlsarbeit, Kooperationsarbeit], als körperorientierte Arbeit, als Arbeit in komplexen Zusammenhängen und als Arbeit in Ungewissheit mit begrenzter Standardisierbarkeit), die wiederum auf dem Fundament besonderer leistungsrechtlicher und ethischer Expertisen zu erbringen sind und neben der Perspektive auf den Einzelfall immer auch die Folgerungen für die regionale und ggf. auch überregionale (sektorenübergreifende) Weiterentwicklung und Vernetzung (Care Management) in den Blick nehmen.

Auf einer qualifikatorischen Ebene muss ein ReKo-Case Management damit *umfassende und professionsübergreifende Kompetenzen* als Gelingensbedingung vorhalten. In diesem Zusammenhang hat sich die Kombination aus pflegeberuflicher Ausbildung (und bestenfalls Berufserfahrung) und Case Management-Weiterbildung (DGCC-Zertifizierung) bewährt und ist für den Transfer in weitere Regionen zu empfehlen. Die Komplexität der Herausforderungen und der erforderlichen Kompetenzen (z. B. Case Management-Kompetenzen, Pflegekompetenzen, leistungsrechtliche Kompetenzen, ethische Kompetenzen, Vernetzungskompetenzen, Transferkompetenzen, Kompetenzen im Bereich der regionalen Infrastrukturanalyse und -gestaltung u. a. m.) legen dazu *mittelfristig die Etablierung von entsprechend spezialisierenden (pflegespezifischen) Masterprogrammen* und den Einsatz erweitert und vertiefend qualifizierter Fachpersonen im Rahmen eines pflegebezogenen Case Managements nahe. Überdies empfiehlt sich jedoch die *Etablierung von interprofessionellen ReKo-Case Management-Teams* (z. B. Pflege, Sozialarbeit) die die benannten Kompetenzen und Expertisen integrieren und darüber eine regionale interprofessionelle und sektorenübergreifende Zusammenarbeit noch weiter ausbauen können. Eine wichtige Erfahrung aus dem ReKo-Modellprojekt besteht weiterhin darin, dass sich die Arbeit des ReKo-Case Managements nicht auf komplexe Einzelfälle beschränken sollte: Die präventiven Effekte des *ReKo*-Case Managements entfalten sich insbesondere über einen ausgewogenen *Case Mix* zwischen hochkomplexen und (noch) weniger komplexen Fällen, durch das Lernen aus regionalen Versorgungsschwächen und -lücken einerseits und die frühzeitige Identifikation von Problemlagen und Interventionsansätzen andererseits. Ein ausgewogener Case Mix beugt überdies Überlastungsphänomenen auf Seiten des Case Managements vor. Als Gelingensbedingung für ein zielorientiertes ReKo-Case Management ist schließlich ein *systematisches Pflege- und Datenmonitoring* zu empfehlen, das die

Case Management-Prozesse und systematische Kommunikationen mit den Klientinnen und Klienten, den erweiterten Sorgenetzwerken sowie dem interdisziplinären Versorgungssystem sektorenübergreifend digital unterstützt und bestenfalls systematische Anschlussstellen an die Telematikinfrastruktur bereithält. Ein entsprechendes digitales Unterstützungssystem sollte in der Lage sein, Schnittstellen zu ggf. auf der Fallebene verwendeten technischen Assistenzsystemen und in der institutionellen Versorgungspraxis verwendeten Kommunikations- und Dokumentationssystemen bereitzustellen sowie regionale Versorgungsschwächen und -lücken aus den Dokumentationen der Case Management-Prozesse abzuleiten und zur Verarbeitung auf der Meso- und Makroebene der regionalen Strukturentwicklung aufzubereiten.

Mit Blick auf die institutionelle **Mesoebene** der regionalen Entwicklung ergeben sich durch die benannten Faktoren für einen gelungenen Transfer des ReKo-Ansatzes einige Folgerungen: Die *Etablierung einer regionalen ReKo-Case Management-Organisation* muss als Gelingensbedingung für den Transfer des ReKo-Ansatzes in weitere Regionen formuliert werden. Sie gilt als Voraussetzung für die *Entfaltung von Potenzialen stetiger regionaler Lern- und Entwicklungsprozesse auf der Basis konkreter regionaler Erfahrungen im Sinne einer „Lernenden Region"*. Eine ReKo-Case Management-Organisation sollte dabei, wie bereits skizziert, unabhängig, ggf. dezentral lokalisiert und niedrigschwellig zugänglich sein. Die ReKo-Case Management-Organisation sollte (je nach Größe und Weitläufigkeit einer Region) mit einer angemessenen Anzahl an *Koordinationsstellen* ausgestattet sein, die die Case Management-Teams koordinieren und eine systematische Schnittstelle in die regionale Strukturplanung bereitstellen. Mit dieser Funktion werden fallübergreifende Vernetzungen sichergestellt, insbesondere mit Pflegediensten und -einrichtungen, Ärztinnen und Ärzten sowie Ärztevertretungen, Kommunalverwaltungen sowie weiteren Leistungsanbietern im Gesundheits- und Pflegewesen und der regionalpolitischen Entscheidungsebene. ReKo-Koordinatorinnen und -Koordinatoren sind wesentlich im Bereich des *Care Managements* tätig und greifen damit Impulse zur Weiterentwicklung der Pflegeinfrastruktur aus der Versorgungspraxis auf, um diese politisch zur Diskussion zu stellen und eröffnen darüber dem ReKo-Case Management auf der Versorgungsebene bestenfalls neue Handlungsspielräume in der Versorgungspraxis. Die Anbindung an ein *regional verfügbares digitales Ökosystem* bzw. der Aufbau einer entsprechenden digitalen Infrastruktur sind konstitutiver Bestandteil der Vernetzungsarbeit einer ReKo-Case Management-Organisation. Eine ReKo-Case Management-Organisation muss weiterhin *ausreichend Sachmittel* zur Unterstützung der skizzierten Aufgaben vorhalten (z. B. Fahrzeuge für Mobilitätsanforderungen an die zugehende Case Management-Arbeit, mobile Kommunikationsmittel und Datenträger zur digitalen Unterstützung der Case Management-Arbeit, Ressourcen für Öffentlichkeitsarbeit).

Auf der **Makroebene** sollte die *regionale Konsentierung einer progressiven Pflegesystementwicklung als Gelingensbedingung* für einen erfolgreichen Transfer des ReKo-Ansatzes gelten. Dies schließt die systematische Einbindung aller relevanten Interessenvertretungen aus Politik, Verwaltung, Pflege- und Gesundheitssystem und -wirtschaft sowie ggf. weiterer regionaler Akteursgruppen zwingend mit ein. Widerstände und fragmentierte Einzelinteressen können die Etablierung eines derart komplexen Ansatzes zur regionalen Entwicklung blockieren oder sogar verhindern. Gelingt ein gemeinsames zielorientiertes Vorgehen, können themenzentrierte regionale Foren aufgebaut und gestärkt werden, um die regionalen Interessen an landes- und bundespolitische Entwicklungen und Fördermöglichkeiten anzuschließen und damit *Durchlässigkeit von kommunalen sowie landes- und bundespolitischen Prozessen* zu erreichen.

6.1.2 Szenarien zur regionalen Anbindung einer ReKo-Case Management-Organisation

Die Trägerschaft einer ReKo-Case Management-Organisation, das dürfte deutlich geworden sein, nimmt ggf. unmittelbar Einfluss auf die Möglichkeiten und Begrenzungen einer nachhaltigen regionalen Etablierung. Die hier skizzierten Szenarien stellen Optionen vor dem Hintergrund der Erfahrungen im ReKo-Modellprojekt sowie der aktuellen gesundheits- und pflegepolitischen Debatten um die Weiterentwicklung des Pflegesystems in Deutschland dar. Eine Priorisierung ist damit nicht verbunden, vielmehr sollen Stärken und Schwächen dieser Optionen im Bewusstsein verdeutlicht werden, dass konkrete Entscheidungen vor dem Hintergrund der je spezifischen regionalen Rahmenbedingungen und Konstellationen ggf. sehr unterschiedlich ausfallen können.

Zunächst werden daher drei grundlegende Optionen der Anbindung einer ReKo-Case Management-Organisation an einer Kommune bzw. einem Landkreis, an etablierte Leistungserbringer und an Sozialversicherungsträgern zur Diskussion gestellt (Monzer 2017).

Anbindung einer ReKo-Case Management-Organisation an eine Kommune bzw. einen Landkreis

Die Anbindung einer ReKo-Case Management-Organisation an eine Kommune bzw. an einen Landkreis ermöglicht die Umsetzung der skizzierten Gelingensbedingungen für den Transfer des ReKo-Ansatzes in weitere Regionen grundsätzlich. In der Ausgestaltung des ReKo-Case Managements auf der Mikroebene der Versorgungspraxis sind alle benannten Bedingungen in der Regel einzulösen. Eine dezentrale Verortung und Hausbesuche durch die Case Managerinnen und Case Manager sind bei angemessener Ausstattung realisierbar, wodurch ein niedrigschwelliger Zugang ermöglicht werden kann. Der Case Finding-Prozess kann damit verschiedene Zielgruppen ansprechen und ermöglicht eine frühzeitige Identifikation von typischen ReKo-Klientinnen und -Klienten. Die dezentrale Verortung an unterschiedlichen Anlaufstellen in einem Landkreis kann an die spezifisch vorgefundenen kommunalen Strukturen (z. B. Familienservicebüros, Bürgerämter) gekoppelt, ggf. auf regionale Leistungserbringende (z. B. Krankenhäuser) ausgeweitet werden. Im Rahmen der kommunalen Daseinsvorsorge kann überdies die Anforderung an die Unabhängigkeit einer ReKo-Case Management-Organisation gewährleistet werden. Abwägungen zur Verteilung verfügbarer kommunaler Ressourcen stehen auch hier in stetiger Diskussion, kommerzielle oder marktgetriebene Eigeninteressen sind in diesem Zusammenhang jedoch nicht zu erwarten. Eine weitere Stärke dieses Ansatzes besteht darin, dass das Case und Care Management einer kommunalen ReKo-Case Management-Organisation über systematische Schnittstellen mit regionalen Verwaltungszusammenhängen und politischen Entscheidungsebenen verfügt, um Erkenntnisse und Erfahrungen möglichst reibungslos in Prozesse der regionalen Strukturentwicklung einzubringen. Fraglich ist, ob die „funktionale Irritationsfunktion" (Monzer 2017) eines ReKo-Case Managements, also jene Lernprozesse, die durch die Einzelfallarbeit auf das regionale Gesamtsystem wirken sollen, immer willkommen sind und systemverändernd wirken können. Die Anbindung einer ReKo-Case Management-Organisation an eine Kommune bzw. an einen Landkreis bietet aber besondere Potenziale, Pflegeinfrastrukturentwicklung systematisch zu betreiben.

Anbindung einer ReKo-Case Management-Organisation an einen (regionalen) Leistungserbringenden

Die Anbindung einer ReKo-Case Management-Organisation an einen (regionalen) Leistungserbringenden, bspw. ein Krankenhaus oder einen Pflegedienst, ermöglicht grundsätzlich die Umsetzung einiger skizzierter Gelingensbedingungen, ist ggf. aber auch mit Begrenzungen verbunden. Krankenhäuser und Pflegedienste sind regelhaft mit den typischen Zielgruppen eines ReKo-Case Managements in Kontakt und hätten darüber unmittelbaren Zugang zu weiten Teilen der anvisierten Klientel. Insbesondere komplexe Einzelfälle könnten ggf. gut identifiziert und an ein ReKo-Case Management vermittelt werden. Ambulante Pflegedienste haben darüber hinaus regelhaft Einblick in die konkreten häuslichen Lebenswelten der versorgten Klientinnen und Klienten.

Begrenzungen ergeben sich jedoch durch die stark krankheitsfokussierte Perspektive in der Akutversorgung sowie durch die hohe Bedeutung von Pflegegraden im Bereich der ambulanten und stationären Langzeitpflege. Multidimensionale Problemlagen sowie eine frühzeitige Identifikation von Problemlagen geraten dadurch ggf. in den Hintergrund und gefährden damit erfolgreiche Case Management-Prozesse. Weiterhin hängen die Unabhängigkeit und Neutralität einer ReKo-Case Management-Organisation von der je konkreten Trägerschaft sowie den damit verbundenen Interessen eines entsprechenden Anbieters ab. Darüber hinaus sind die Möglichkeiten der dezentralen regionalen Lokalisation der ReKo-Case Management-Angebote ggf. beeinträchtigt und zugehende Case Management-Angebote ggf. systematisch erschwert. Zugänglichkeit und Niedrigschwelligkeit als relevante Merkmale des ReKo-Case Management-Angebotes kommen mit diesen Limitationen an Grenzen. Weitere Hürden sind im Bereich der regionalen Vernetzung zu erwarten, wenn ein ReKo-Case Management-Anbieter als Konkurrent am Gesundheits- und Pflegemarkt wahrgenommen wird. Ähnliche Herausforderungen ergeben sich ggf. in Bezug auf erforderliche Vernetzungen mit der regionalen Verwaltungs- und der politischen Entscheidungsebene.

Anbindung einer ReKo-Case Management-Organisation an einen Sozialversicherungsträger

Die Anbindung einer ReKo-Case Management-Organisation an einen Sozialversicherungsträger, bspw. an die gesetzliche Krankenversicherung über die Krankenkassen oder an die soziale Pflegeversicherung über die Pflegekassen, würde Prozesse des Case Findings ggf. unterstützen, insofern gesundheitlich oder pflegerisch komplexe Problemlagen bei pflegebedürftigen und von Pflegebedürftigkeit bedrohten Menschen hier gut identifiziert und einem Case Management-Prozess zugänglich gemacht werden könnten. Die Krankenkassen verfügen über einen Zugriff auf entsprechende Gesundheitsdaten ihrer Versicherten und könnten, bei angemessener Konzeptualisierung und Merkmalsbeschreibung jene Versicherten auffinden, deren Gesundheitsdaten über festgelegte Indikatoren auffällig sind. Ähnliches gilt für pflegende Angehörige, wenn diese als Pflegeperson bei der Pflegekasse eingetragen sind.

Kranken- und Pflegekassen können jedoch nicht als unabhängig gelten, insofern sie um Kundinnen und Kunden konkurrieren und dazu unterschiedliche Angebote vorhalten. Im Umfeld von Pflegebedürftigkeit sind weite Teile der über ein ReKo-Case Management zur Inanspruchnahme in Frage kommenden Leistungen SGB XI- oder SGB V-Leistungen, deren Kosten die Kassen selber tragen. Ein von den Kassen selbst finanziertes Case Management steht damit potenziell im Verdacht, dieses Angebot unter Gesichtspunkten der Ressourcenoptimierung und Rationierung zu platzieren und die Handlungsspielräume des Case Managements damit einzuengen. Gleichzeitig wäre ein ReKo-Case Management damit ggf. auf Leistungsansprüche des SGB XI und des SGB V beschränkt und dadurch weniger handlungsfähig. Der Fokus einer ReKo-Case Management-Organisation würde sich damit primär auf Optimierungen in den Versorgungsprozessen richten und weniger auf Aspekte der Weiterentwicklung entsprechender regionaler Versorgungsstrukturen. Regionale Lern- und Weiterentwicklungsprozesse leiden unter diesen Gesichtspunkten insbesondere dann, wenn Kassen ihre Möglichkeiten primär auf landes- und bundespolitische Entwicklungen konzentrieren und in den Regionen vor Ort weniger präsent sind. Überdies ergeben sich Begrenzungen durch die Schwerpunktsetzungen der Kassen im Bereich von Gesundheit und Pflege, die den komplexen Herausforderungen eines pflegespezifischen Case Managements nicht immer ausreichend gerecht werden. Vergleichbare Beschränkungen ergeben sich bei weiteren Sozialversicherungsträgern (Arbeitsagenturen) als mögliche Anschlussstelle für eine ReKo-Case Management-Organisation.

Kooperative Anbindungsoptionen

Die bislang skizzierten Szenarien sind jeweils mit Vor- und Nachteilen einer spezifischen Trägerschaft verbunden. Mit den folgenden, aufeinander aufbauenden Optionen werden Möglichkeiten zur Diskussion gestellt, die die benannten Vorteile ggf. verbinden können.

Anbindung einer ReKo-Case Management-Organisation an eine Gesundheitsregion

Gesundheitsregionen, in Niedersachsen seit 2014 in aktuell 39 Landkreisen und kreisfreien Städten etabliert (Landesvereinigung für Gesundheit und Akademie für Sozialmedizin Niedersachsen Bremen e. V. 2024), sind kommunale Gesundheitsnetzwerke, die Akteure der gesundheitlichen Versorgung sowie des Gesundheits- und Pflegewesens auf kommunaler Ebene zusammenbringen. Gesundheitsregionen stellen einen Rahmen dar, der Akteure der kommunalen Daseinsvorsorge regelhaft mit Leistungserbringenden und Sozialversicherungsträgern der Region in Austausch bringt (Altgeld et al. 2024). In einem solchen Kooperationsrahmen könnten die skizzierten Vorteile der benannten Anbindungsoptionen für eine ReKo-Case Management-Organisation ggf. integriert werden, um ihr volles Potenzial zu entfalten. In einem durch verschiedene Akteursgruppen getragenen Anbindungsszenario kann eine dezentrale Verortung gelingend umgesetzt werden, ohne den Zugang zur ReKo-Case Management-Organisation für bestimmte Zielgruppen systematisch zu erschweren. Vielmehr wäre es ggf.

möglich, die dezentrale Verortung der ReKo-Case Management-Organisation spezifisch an die Belange der anvisierten Zielgruppe auszurichten. In der starken regionalen Verankerung der Gesundheitsregionen könnten regionale Unterschiede sowohl in der Versorgungsinfrastruktur als auch in den je spezifischen Bedarfen der Zielgruppen konzeptionell berücksichtigt werden. Durch die regelhaften Netzwerkaktivitäten der Gesundheitsregionen, wie bspw. die Gesundheitskonferenzen, könnten die durch ein eigenes Case Management-Konsortium der Gesundheitsregionen im Care Management erarbeiteten Lerneffekte systematisch in die gemeinsame Entwicklung der Versorgungsinfrastruktur und -kultur der Region einfließen.

Angesichts multipler systemischer Herausforderungen im regionalen System der Gesundheitsversorgung, die potenziell alle Steakholder einer Gesundheitsregion betreffen, könnten alle beteiligten Akteure und Institutionen von einer gemeinsamen ReKo-Case Management-Organisation profitieren. Case Management als ein Systemgrenzen überwindendes Handlungskonzept könnte in seiner Wirkung allen beteiligten Akteuren und Akteursgruppen dienlich sein, muss dazu jedoch als Kollektivgut begriffen werden, in das die Akteure gemeinsam investieren, um es zum Wohle aller zur Verfügung zu stellen.

Organisation einer ReKo-Case Management-Organisation über eine Genossenschaft

Eine mögliche Vergesellschaftungsform einer Kooperation der an der gesundheitlichen Versorgung in einer Region beteiligten Akteure könnte eine Genossenschaft darstellen. Regionale Stakeholder würden als Genossenschaft eine ReKo-Case Management-Organisation als gemeinsamen Geschäftsbetrieb gründen, dessen Ziel die Förderung der Versorgungssituation in der Region ist, in welcher die beteiligten Stakeholder operieren. Umgesetzt würde dieses Ziel durch ein gemeinsam bereitgestelltes Case Management. Die skizzierten Gelingensbedingungen könnten, da verschiedene Akteure und Akteursgruppen aus verschiedenen Systemlogiken kooperieren, regional und zielgruppenspezifisch umgesetzt werden. Komplexe Versorgungsfälle, deren Versorgung für etablierte Leistungsanbieter einer Region nicht handhabbar ist, würden durch das gemeinsame ReKo-Case Management zwischen den einzelnen Akteuren und Systemen vermittelt und koordiniert. Aus den Einzelfällen könnten die an der Genossenschaft beteiligten Akteure, im Idealfall sämtliche regionale Stakeholder der Gesundheitsversorgung, systematisch lernen. Es entstünde eine lernende *ReKo-Case Management-Organisation* als gemeinsamer Geschäftsbetrieb einer Genossenschaft, an der alle Stakeholder der Gesundheitsregion beteiligt sind. Zentrale Gelingensbedingungen wie Neutralität und Unabhängigkeit wären gewahrt, da es keine eigene und vorherrschende Systemlogik in einer Gemeinschaft aus verschiedenen Systemursprüngen gibt. Eine Genossenschaft ist nicht einer Logik der Gewinnmaximierung verpflichtet, sondern einzig dem Zweck des Mehrwertes für die, in diesem Fall systemlogisch heterogenen Genossenschaftsmitglieder. Konsequenterweise wäre eine solche gemeinsame *ReKo-Case Management-Organisation* eine sich selbst abschaffende Organisation, da sie an der Glättung von Systemschnittstellen, durch die dem Case Management eigenen Lerneffekte arbeitet, die auf der Ebene des Care Managements in der Folge systematisch abgebaut werden könnten.

Anbindung einer ReKo-Case Management-Organisation an aktuell diskutierte Initiativen im Gesundheits- und Pflegesystem

Die Anbindung einer ReKo-Case Management-Organisation ist auch an aktuell diskutierte politische Initiativen im Gesundheits- und Pflegesystem (Weller 2024; Klapper 2024) möglich und stellt damit weitere Optionen zur nachhaltigen Umsetzung bereit. Teilweise werden Initiativen dieser Art selbst in Anbindung an kommunale Strukturen diskutiert, finale regulative Rahmungen sind jedoch oft noch unklar und derzeit Gegenstand dynamischer Diskussionen (Lange et al. 2024). An dieser Stelle sollen vier Ansätze in Anlehnung an aktuelle Gesetzesentwürfe zur Diskussion gestellt werden, die mögliche Anschlussstellen für das ReKo-Handlungskonzept vorhalten: Gesundheitskioske, Primärversorgungszentren, Community-Health-Nursing und Level 1i-Krankenhäuser im Rahmen der geplanten Krankenhausreform.

Der Vorschlag, *Gesundheitskioske* für sozial benachteiligte Stadtviertel und strukturschwache ländliche Regionen einzurichten, wählt einen niedrigschwelligen Zugang im Sozialraum benachteiligter Bevölkerungsgruppen. Diskutiert wird eine geteilte Finanzierungsverantwortung zwischen Krankenkassen, den Kommunen sowie auf freiwilliger Basis auch anderen Sozialversicherungsträgern vor Ort. Im kommunalen Initiativrecht ist ein regionaler Bezug verankert. Case Management wird im Umfeld der Gesundheitskioske als Bestandteil diskutiert, bislang jedoch ohne erkennbare Profilierung. Der in ReKo erprobte pflegebezogene Case Management-Ansatz würde in pflegefachlich geleiteten Gesundheitskiosken diese konzeptionelle Leerstelle füllen und mobile Gesundheitskioske konzeptionell anreichern. In der geteilten Finanzierungslogik zwischen Kommune und Krankenkassen wäre die Unabhängigkeit und Neutralität durch zwei zentrale Akteure gesichert. Grundlegende Gelingensbedingungen eines ReKo-Case Management auf der Mikroebene könnten in diesem Rahmen umgesetzt werden, die *weiterreichenden Zielstellungen im Sinne einer lernenden Region über eine ReKo-Case Management-Organisation sind dagegen über den Ansatz Gesundheitskiosk dem Stand der aktuellen Diskussion folgend nicht zu erreichen.*

Primärversorgungszentren (PVZ) stellen einen weiteren aktuell diskutierten Ansatz zur Weiterentwicklung des Gesundheits- und Pflegesystems dar. Als Orte interdisziplinärer bzw. interprofessioneller Zusammenarbeit verschiedener Gesundheitsberufe werden sie als niedrigschwelliges Angebot insbesondere in Regionen mit niedriger hausärztlicher Abdeckung vorgeschlagen. Konzeptionell berücksichtigt wird eine enge Vernetzung mit weiteren lokalen Akteuren der gesundheitlichen Versorgung. Dieses Konzept sieht einerseits den engen Einbezug akademisch qualifizierter Pflegefachpersonen, insbesondere *Community-Health-Nurses*, und andererseits den Anschluss eines PVZs an *Level 1i-Krankenhäuser* in der jeweiligen Region vor. Case Managerinnen und Case Manager werden im Rahmen der Primärversorgungszentren gemeinsam mit Community Health Nurses als Schnittstelle in den Sozialraum diskutiert (Gruhl 2022). Das Konzept Community-Health-Nursing sieht wiederum Case Management als einen Bestandteil des Aufgabenspektrums dieses neuen Angebotes vor. Case Management ist also in diesen Ansätzen bereits angelegt, bislang jedoch konzeptionell unterbestimmt. Insbesondere die Besonderheiten eines pflegebezogenen Case Management sowie die regionsspezifischen Mehrwerte einer Case Management-Organisation ließen sich durch das erprobte ReKo-Handlungskonzept in die Aufgabenbereiche eines multiprofessionellen Primärversorgungszentrums oder auch des pflegespezifischen Community-Health-Nursing integrieren. Systematische Anschlussstellen eines ReKo-Case Managements ergeben sich auch für die im Rahmen der aktuell diskutierten Krankenhausreform geplanten Level 1i-Krankenhäuser. Sektoren- und disziplinübergreifende Versorgung stellen in beiden Ansätzen zentrale konzeptionelle Merkmale dar. Pflegebezogenes ReKo-Case Management arbeitet von der Fallebene aus systematisch vernetzend an den Schnittstellen im Versorgungssystem. In multidisziplinären Arbeitsräumen, sektorenübergreifenden Handlungsfeldern zwischen ambulanter und stationärer Versorgung könnte genau diese systematische Schnittstellenarbeit gelingend eingesetzt werden. Einen Mehrwert für stationär verortete neue Versorgungsformen stellt das pflegebezogene ReKo-Case Management insbesondere durch seine offene und zugehende Arbeitsweise an den Übergängen zwischen stationärer und ambulanter Versorgung dar.

Die Relevanz regionsspezifischer Neu- oder Weiterentwicklungen in Gesundheit und Pflege wurde in der Diskussion um die gesundheitliche und sektorenübergreifende Versorgung vielfach betont und in der aktuell diskutieren dynamischen Entwicklung des Gesundheitsversorgungsstärkungsgesetzes des BMG auch adressiert. Regionale Passgenauigkeit und damit die besondere Rolle der Kommunen wurden schon im Siebten Altenbericht (Bundesministerium für Familie, Senioren, Frauen und Jugend (BMFSFJ) 2016) betont und in der aktuellen Debatte mehrheitlich geteilt (Lange et al. 2024). Bei der Vielfalt an vorliegenden und diskutierten Vorschlägen neuer oder veränderter Versorgungsformen wird die Relevanz der Regionalität zwar unisono betont, in der Konsequenz in ländlichen Regionen jedoch häufig durch Primärversorgungszentren, Level 1i-Krankenhäuser oder Gesundheitskioske nach dem Walk-in-Prinzip zentralisiert konzipiert. Unter organisationalen Gesichtspunkten und zur Bündelung multiprofessioneller Kompetenz mag dieses Vorgehen nachvollziehbar sein, es läuft jedoch Gefahr, die gerade im ländlichen Raum erforderliche Reichweite in den Sozialraum der anvisierten Zielgruppen nicht einlösen zu können und damit an den Bedarfen der Regionen vorbei zu agieren. Die konzeptionelle Integration des pflegebezogenen ReKo-Konzeptes könnte die aktuell diskutierten Ansätze zur Weiterentwicklung des Gesundheits- und Pflegesystems um eben diese Perspektive einer Sozialraumorientierung anreichern und so einen wichtigen Beitrag zur sektorenübergreifenden Versorgung zwischen ambulanter und stationärer Versorgung leisten. Allen benannten Ansätzen fehlt es an konzeptionellen Anregungen zur Etablierung von „Lernenden Regionen". Diesbezüglich kann das ReKo-Konzept einen originären Beitrag leisten, um übergreifend relevante Ansätze auf die je regionalen Bedingungen abzustimmen und entsprechend weiterzuentwickeln. Die gesundheitspolitisch aktuell diskutierten Ansätze würden so um eine systematische Lernkomponente erweitert werden, die Bedeutung der Regionalität auch über die Gründung neuer Versorgungsformen hinaus erst einlöst und neuen Versorgungsformen eine Flexibilität einräumt, die sie für zukünftige Anforderungen rüstet.

6.2 Empfehlungen

Vor dem Hintergrund der konzeptionellen und empirischen Ergebnisse und Erkenntnisse der ReKo-Evaluationen sowie der entsprechenden Transferempfehlungen werden abschließend einige Empfehlungen formuliert, die kurz-, mittel- und langfristige Perspektiven zur Weiterentwicklung des ReKo-Ansatzes adressieren.

Kurzfristige Empfehlungen

Die ReKo-Evaluationsarbeiten konnten eine ReKo-Case Management initiierte gestiegene Inanspruchnahme von Gesundheits- und Pflegeleistungen sowohl des SGB V auch des SGB XI nachweisen. Das Leistungsgeschehen auf Basis weiterer Sozialgesetzbücher, bspw. SGB XII und SGB IX, wurde im Rahmen der ReKo-Evaluationen nicht systematisch betrachtet. Einzelne Interviewaussagen verweisen darauf, dass die ReKo-Interventionen in engem Zusammenhang verschiedener Sozialleistungen zu betrachten sind. Konzeptionelle Weiterentwicklungen sowie weitere Evaluationen haben diese Zusammenhänge, so eine erste Empfehlung, systematisch zu berücksichtigen. Um den Nutzen digitaler Angebote für ältere und ggf. auch pflegebedürftige Menschen zu erhöhen, wird weiterhin empfohlen, derzeitige Bemühungen um verbesserte Digitalkompetenzen auf Seiten dieser Klientel sowie der begleitenden und versorgenden Sorgenetzwerke weiter auszubauen und systematisch zu verfolgen. Diese Empfehlung schließt an entsprechende Aussagen des Achten Altersberichtes der Bundesregierung an.

Mittelfristige Empfehlungen

Eine ReKo-Case Management-Organisation in Trägerschaft von Kommunen oder Landkreisen wurde als eine wichtige Option für ein nachhaltiges ReKo-Case Management-Angebot diskutiert. Voraussetzung ist eine angemessene Ausstattung der Kommunen, wie sie etwa im Rahmen des Siebten Altersberichtes der Bundesregierung zur Stärkung lokaler und regionaler Sorgegemeinschaften gefordert wurde. Diesen Empfehlungen ist in Perspektive der ReKo-Evaluationen zu folgen, um ein ReKo-Konzept im Rahmen der regionalen Daseinsvorsorge umzusetzen.

Auf Basis der Erfahrungen und Erkenntnisse der ReKo-Evaluation wird weiterhin empfohlen, die Qualifizierung für ein pflegebezogenes ReKo-Case Management als akademische pflegewissenschaftliche Ausbildung anzulegen und entsprechend der Bologna-Logik eines spezialisierenden Studiums auf Masterniveau zu verorten. ReKo-Case Managerinnen und -Case Manager sollten zukünftig einen pflegefachlich ausgerichteten Bachelorabschluss sowie spezialisierende DGCC-zertifizierte Case Management-orientierte Studienanteile im Rahmen eines Masterstudiums nachweisen. Die Ergebnisse der Evaluationen zeigen, dass ein erfolgreiches ReKo-Case Management neben pflegefachlichen und Case Management-orientierten Kompetenzen, insbesondere erweiterte sozialrechtliche Kompetenzen, Vernetzungskompetenzen, Transferkompetenzen sowie ethische Urteilskraft erfordert. Im Rahmen der Evaluationen wurde überdies die Bedeutung eines *„Pflegerischen Blicks"* hervorgehoben, der spezifische Zugänge zu den Lebenswelten der ReKo-Klientinnen und -Klienten eröffnet und insbesondere auf umfassende Berufserfahrung in der Versorgungspraxis der Pflege beruht.

Um Expertise und Erfahrung dieser Art in die ReKo-Angebote systematisch einzubinden, wird empfohlen, akademische ReKo-Case Management-Qualifikationen mit hoher Durchlässigkeit für beruflich Pflegende zu verbinden.

Langfristige Empfehlungen

Langfristig wird auf Basis der ReKo-Evaluationen empfohlen, Leistungen im Umfeld von Pflegebedürftigkeit SGB-übergreifend zu integrieren, um die sektorenübergreifende Versorgung zu vereinfachen und die Transparenz im System für alle Beteiligten zu erhöhen.

Um Effekte eines Reko-Case Managements, aber auch der regionalen Pflegestrukturentwicklung systematisch steuern und evaluieren zu können, wird weiterhin empfohlen, eine angemessene Systematisierung für ein Pflegedatenmonitoring und entsprechende pflegespezifische Indikatoren zu entwickeln, zu erproben und zu etablieren. Dazu gehört auch, dass die Kranken- und Pflegekassen ein pflegespezifisches Monitoring etablieren, welches in Form codierfähiger Pflegetaxonomien pflegerelevante und pflegespezifische Daten bereithält, die zur Untersuchung und Steuerung in (regionalen) Kontexten der Pflege genutzt werden können.

Empfehlungen für die Forschung

Aus den Projekterfahrungen ergeben sich aus Sicht der ReKo-Evaluationsarbeiten Empfehlungen hinsichtlich zukünftiger Forschung und Forschungsförderung. Es wird empfohlen, Langzeitstudien im Bereich des pflegebezogenen Case Managements durchzuführen, insbesondere um substituierende und präventive Effekte eines pflegebezogenen Case Managements differenziert im Längsschnitt zu untersuchen und dabei auch langfristige gesundheitsökonomische Effekte gezielt zu betrachten. Die ReKo-Evaluationen konnten hier lediglich einen Interventionszeitraum von einem Jahr untersuchen. Die Evaluationsergebnisse verweisen darauf, dass dieser Zeitraum zu kurz bemessen ist, um die Effekte einer ReKo-Case Management-Organisation vollständig zu erheben.

Das pflegebezogene ReKo-Case Management sollte in zukünftigen Studien weiterhin einer engeren Konzeptevaluation unterzogen werden, um zielgruppenspezifische Weiterentwicklungen (z. B. zur differenzierten Unterstützung von pflegenden An- und Zugehörigen) systematisch zu ermöglichen. Analog besteht weiterer Forschungsbedarf zur differenzierten Beschreibung und Systematisierung von komplexen Fällen eines pflegebezogenen Case Management.

Die Erkenntnisse der ReKo-Evaluationen verweisen weiter darauf, dass Aspekte sozialer Ungleichheit im Rahmen zukünftiger pflegebezogener Forschungsprojekte des G-BA-Innovationsfonds stärker fokussiert werden sollten. Entsprechende Zusammenhänge sollten, der Einschätzung der ReKo-Evaluationen folgend, zum verpflichtenden Bestandteil entsprechender Evaluationen werden.

Forschungsprojekte des G-BA-Innovationsfonds arbeiten in der Regel mit großen Mengen sensibler Daten, die zur sachgerechten Verwaltung die Einbindung einer Datentreuhandstelle erforderlich machen. Vor diesem Hintergrund wird empfohlen, eine zentrale Datentreuhandstelle beim G-BA-Innovationsfonds einzurichten. Über eine Maßnahme dieser Art lassen sich entsprechend standardisierte Prozesse etablieren.

Der G-BA-Innovationsfonds fördert immer wieder Projekte, die ähnliche Schwerpunkte verfolgen, ähnliche Interventionen erproben oder methodisch ähnlich gelagert sind. Vor diesem Hintergrund wird ein Bedarf gesehen, die Erfahrungen und Erkenntnisse aus ähnlich angelegten Projekten durch begleitende Metaprojekte zu bündeln, um Synergieeffekte zwischen den Projekten und Innovationsansätzen nutzbar zu machen. Weiterhin wird vor dem Hintergrund der ReKo-Erkenntnisse und Erfahrungen empfohlen, die bereits angelegte Öffnung des G-BA-Innovationsfonds zur stärkeren Förderung von SGB XI-relevanten Themenschwerpunkten fortzuführen und zu intensivieren sowie innovative, sozialgesetzbücherübergreifende Interventionsansätze verstärkt zu fördern.

Literaturverzeichnis

Altgeld, Thomas (2019): Die Wiederentdeckung der Kommune. In: *Impu!se für Gesundheitsförderung* (Nr. 103), S. 2–3.

Altgeld, Thomas; Morys-Wortmann, Corinna; Preuß, Maren; Haack, Marius (2024): Chancen und Risiken eines stärkeren Kommunalen Engagements vor dem Hintergrund bisheriger Aktivitäten und Kooperationen. Gesundheitsregionen Niedersachsen. In: Joachim Lange, Thomas Altgeld, Marius Haack, Josef Hilbert und Maren Preuß (Hg.): Gesundheitsversorgung in der Kommune stärken. Gesundheitsregionen – Gesundheitskioske – Primärversorgungszentren. Rehburg-Loccum: Evangelische Akademie Loccum.

Auth, Daniela; Discher, Kerstin; Kaiser, Petra; Leiber, Simone; Leitner, Sigrid; Varnholt, Anika (2018): Sorgende Angehörige als Adressat_innen einer vorbeugenden Pflegepolitik: eine intersektionale Analyse (Pflege-Intersek). (FGW-Studie Vorbeugende Sozialpolitik, 15). Düsseldorf: Forschungsinstitut für gesellschaftliche Weiterentwicklung e. V. (FGW). Online verfügbar unter https://nbn-resolving.org/urn:nbn:de:0168-ssoar-66680-1, zuletzt geprüft am 28.05.2024.

Bartholomeyczik, Elke (2014): Arbeitsbelastung in der Krankenpflege. gesis – Leibnis-Institut für Sozialwissenschaften (Zusammenstellung sozialwissenschaftlicher Items und Skalen (ZIS)). Online verfügbar unter https://zis.gesis.org/skala/Bartholomeyczik-Arbeitsbelastung-in-der-Krankenpflege, zuletzt geprüft am 05.01.2024.

Behrens, Johann; Langer, Gero (2016): Evidence-based Nursing and Caring. Methoden und Ethik der Pflegepraxis und Versorgungsforschung – Vertrauensbildende Entzauberung der „Wissenschaft". 4. überarb. und erg. Aufl. Bern: Verlag Hans Huber.

Bertelsmann Stiftung (2023): Indikator/Thema: Demografische Entwicklung. Landkreise: Emsland, Grafschaft Bentheim. Online verfügbar unter www.wegweiser-kommune.de/daten/demografische-entwicklung+grafschaft-bentheim+emsland-lk+2017–2020+tabelle, zuletzt aktualisiert am 04.04.2023.

Bläser, Philipp; Wirth, Lena Marie; Jalaß, Isabel; Ruppert, Nicole; Cordes, Janet; Hülsken-Giesler, Manfred (2024): Professionelle pflegerische Bezüge eines Case Managements im Umfeld von Pflegebedürftigkeit. In: *Pflege & Gesellschaft* 29 (1), S. 56–69.

Böhle, Fritz; Weihrich, Magrit (2020): Das Konzept der Interaktionsarbeit. In: *Zeitschrift für Arbeitswissenschaft* 74, S. 9–22.

Braeseke, Grit; Huster; Stefan; Pflug, Claudia; Rieckhoff, Sandra; Ströttchen, Jonathan et al. (2018a): Studie zum Versorgungsmanagement durch Patientenlotsen. Berlin: IGES Institut GmbH. Online verfügbar unter www.bundesgesundheitsministerium.de/fileadmin/Dateien/5_Publikationen/Praevention/Berichte/IGES_Versorgungsmanagement_durch_Patientenlotsen_042018.pdf, zuletzt geprüft am 22.03.2024.

Braeseke, Grit; Pflug, Claudia; Beikirch, Elisabeth (2018b): Studie zur Erfüllung der Koordinierungs- und Vernetzungsaufgaben sowie der Qualitätssicherung in Pflegestützpunkten. Berlin: IGES Institut GmbH. Online verfügbar unter www.bundesgesundheitsministerium.de/fileadmin/Dateien/5_Publikationen/Pflege/Berichte/Endbericht_KVQSPS_IGES_gesamt_Final__20181220_.pdf, zuletzt geprüft am 22.03.2024.

Brühe, Roland; Gahlen-Hoops, Wolfgang von (Hg.) (2024): Handbuch Pflegedidaktik. Bielefeld, Stuttgart, Germany: transcript Verlag; utb GmbH (UTB, 6239).

Brüker, Daniela; Leiber, Simone; Leitner, Sigrid (2017): Vorbeugende Pflege- und Sorgepolitik: Herausforderungen und (kommunale) Gestaltungspotenziale in NRW. (FGW-Studie Vorbeugende Sozialpolitik, 5). Düsseldorf: Forschungsinstitut für gesellschaftliche Weiterentwicklung e. V. (FGW). Online verfügbar unter https://nbn-resolving.org/urn:nbn:de:0168-ssoar-67761-6, zuletzt geprüft am 28.05.2024.

Bundesministerium für Familie, Senioren, Frauen und Jugend (BMFSFJ) (Hg.) (2016): Siebter Altenbericht. Sorge und Mitverantwortung in der Kommune- Aufbau und Sicherung zukunftsfähiger Gemeinschaften und Stellungsnahme der Bundesregierung. Online verfügbar unter www.siebter-altenbericht.de/fileadmin/altenbericht/pdf/Der_Siebte_Altenbericht.pdf, zuletzt geprüft am 22.03.2024.

Büscher, Andreas (2013): Regionalisierung und Gesundheitsberufe. In: Robert Bosch Stiftung (Hg.): Gesundheitsberufe neu denken, Gesundheitsberufe neu regeln. Grundsätze und Perspektiven. Eine Denkschrift der Robert Bosch Stiftung. Stuttgart, S. 50–61.

Büscher, Andreas; Krebs, Moritz (2018): Qualität in der ambulanten Pflege. In: Klaus Jacobs, Adelheid Kuhlmey, Stefan Greß, Jürgen Klauber und Antje Schwinger (Hg.): Pflege-Report 2018: Qualität in der Pflege. Berlin: Springer Open (Pflege-Report, 4.2018), S. 127–134.

Büscher, Andreas; Krebs, Moritz (2022): Qualität in der Pflege. München: Ernst Reinhardt Verlag (Pflege studieren, 5589).

Cassells, H. B. (2015): The art and science of community health nursing. In: Albrecht Nies, M. & McEwen, M. (Hg.): The art and science of community health nursing. Community assessment. 6. Aufl. St. Louis, Miss (6. Aufl.), S. 92–105.

Daliri, Sara; Bouhnouf, Mounia; van de Meerendonk, Henk W. P. C.; Buurman, Bianca M.; Scholte Op Reimer, Wilma J. M.; Kooij, Marcel J.; Karapinar-Çarkit, Fatma (2021): Longitudinal medication reconciliation at hospital admission, discharge and post-discharge. In: *Research in social & administrative pharmacy : RSAP* 17 (4), S. 677–684. DOI: 10.1016/j.sapharm.2020.05.022.

DGCC (2020): Was ist Case Management (CM)? Offizielle Definition der DGCC. Online verfügbar unter www.dgcc.de/case-management/, zuletzt geprüft am 12.03.2024.

Donabedian, Avedis (2005): Evaluating the quality of medical care. 1966. In: *The Milbank quarterly* 83 (4), S. 691–729. DOI: 10.1111/j.1468–0009.2005.00397.x.

Fahrenberg, Jochen; Myrtek, Michael; Schumacher, Jörg; Brähler, Elmar (2000): Fragebogen zur Lebenszufriedenheit (FLZ). Handanweisung. Göttingen: Hogrefe Verlag.

Garms-Homolová, Vjenka (Hg.) (2002): Assessment für die häusliche Versorgung und Pflege. Resident Assessment Instrument – Home Care (RAI HC 2.0). Bern, Göttingen, Toronto, Seattle: Verlag Hans Huber.

Garms-Homolová, Vjenka (2020): interRAI Assessment System. interRAI Home Care (HC), Version 9.1.2. interRAI Assessment „Häusliche Versorgung und Pflege". Schulungsversion für Forschungszwecke und interne Verwendung. An deutschsprachige Erfordernisse angepasste, originalgetreue Übersetzung der gegenwärtig gültigen Beschreibung zur Durchführung, Dokumentation und Anwendung des Assessmentinstruments interRAI HC. Berlin.

Gläser, Jochen; Laudel, Grit (2010): Experteninterviews und qualitative Inhaltsanalyse als Instrumente rekonstruierender Untersuchungen. 4. Aufl. Wiesbaden: VS Verlag für Sozialwissenschaften.

Gräßel, Elmar; Behrndt, Elisa-Marie (2016): Belastungen und Entlastungsangebote für pflegende Angehörige. In: Klaus et al. Jacobs (Hg.): Pflege-Report 2016 – Die Pflegenden im Fokus. Stuttgart: Schattauer, S. 169–183.

Gräßel, Elmar; Leutbecher, Marlene (1993): Häusliche Pflege-Skala, HPS, zur Erfassung der Belastung bei betreuenden oder pflegenden Personen. Ebersberg: Vless.

Großmann, Ruth (2009): Therapeutische Beziehungen: Distante Nähe. In: Frank Nestmann und Karl Lenz (Hg.): Handbuch persönliche Beziehungen. Weinheim: Juventa (Handbuch), S. 545–565.

Gruhl, Matthias (2022): Voraussetzungen und Möglichkeiten der Implementierung und Ausgestaltung von Primärversorgungszentren im deutschen Gesundheitswesen. Eine Expertise im Auftrag der Robert Bosch Stiftung. Hg. v. Robert Bosch Stiftung.

Hasseler, Martina; Stemmer, Renate (2018): Entwicklung eines wissenschaftlich basierten Qualitätsverständnisses für die Pflegequalität. In: Klaus Jacobs, Adelheid Kuhlmey, Stefan Greß, Jürgen Klauber und Antje Schwinger (Hg.): Pflege-Report 2018: Qualität in der Pflege. Berlin: Springer Open (Pflege-Report, 4.2018), S. 23–36.

Hielscher, Volker; Kirchen-Peters, Sabine; Nock, Lukas (2017): Pflege in den eigenen vier Wänden. Zeitaufwand und Kosten; Pflegebedürftige und ihre Angehörigen geben Auskunft. Düsseldorf: Hans-Böckler-Stiftung (Study der Hans-Böckler-Stiftung, 363).

Höhmann, Ulrike; Bartholomeyczik, Sabine (2013): Komplexe Wirkungszusammenhänge in der Pflege erforschen: Konzepte statt Rezepte. In: *Pflege & Gesellschaft* 18 (4), S. 293–312.

Hülsken-Giesler, Manfred (2014): Professionalisierung der Pflege: Möglichkeiten und Grenzen. In: S. Becker und Hermann Brandenburg (Hg.): Lehrbuch Gerontologie. Gerontologisches Fachwissen für Pflege- und Sozialerufe – Eine interdisziplinäre Aufgabe. Bern: Huber, S. 377–408.

Hülsken-Giesler, Manfred; Daxberger, Sabine (2018): Robotik in der Pflege aus pflegewissenschaftlicher Perspektive. In: Oliver Bendel (Hg.): Pflegeroboter. Wiesbaden: Springer, S. 125–139.

Jalaß, Isabel; Wirth, Lena Marie; Bläser, Philipp; Cordes, Janet; Ruppert, Nicole; Hülsken-Giesler, Manfred (2024): Analyse der regionalen Versorgungsinfrastruktur als Basis für Lern- und Entwicklungsprozesse. In: *Pflege & Gesellschaft* (1), S. 42–55. Online verfügbar unter www.beltz.de/fachmedien/erziehungswissenschaft/zeitschriften/pflege_gesellschaft/artikel/52684-analyse-der-regionalen-versorgungsinfrastruktur-als-basis-fuer-lern-und-entwicklungsprozesse.html.

Janßen, Christian; Frie, Kirstin Grosse; Dinger, Hanna; Schiffmann, Lars; Ommen, Oliver (2009): Der Einfluss von sozialer Ungleichheit auf die medizinische und gesundheitsbezogene Versorgung in Deutschland. In: Matthias Richter und Klaus Hurrelmann (Hg.): Gesundheitliche Ungleichheit. Grundlagen, Probleme, Perspektiven. 2., aktualisierte Aufl. Wiesbaden: VS Verlag für Sozialwissenschaften / GWV Fachverlage, Wiesbaden, S. 149–165. Online verfügbar unter https://link.springer.com/chapter/10.1007/978-3-531-91643-9_8.

Klapper, Bernadette (2024): Stärkung der Gesundheit in der Kommune mit professioneller Pflege. In: Joachim Lange, Thomas Altgeld, Marius Haack, Josef Hilbert und Maren Preuß (Hg.): Gesundheitsversorgung in der Kommune stärken. Gesundheitsregionen – Gesundheitskioske – Primärversorgungszentren. Rehburg-Loccum: Evangelische Akademie Loccum (Loccumer Protokolle, 75/2023).

Klie, T. (2020): Care und Case Management – Steuerung im Kontext von Pflegebedürftigkeit. Hg. v. K. Jacobs, A. Kuhlmey, S. Greß, J. Klauber und A. Schwinger. Berlin, Heidelberg (Pflege-Report 2020. Neuausrichtung von Versorgung und Finanzierung.).

Klie, Thomas; Monzer, Michael (2018): Regionale Pflegekompetenzzentren. Innovationsstrategie für die Langzeitpflege vor Ort. Heidelberg, Neckar: medhochzwei Verlag (Beiträge zur Gesundheitsökonomie und Versorgungsforschung, Band 25).

Knabe, André; Keim-Klärner, Sylvia; Klärner, Andreas; Neu, Claudia (2021): Lebenschancen in ländlichen Räumen: Gelegenheitsstrukturen als Dimension sozialer Ungleichheit. In: Rasmus Hoffmann, André Knabe und Christian Schmitt (Hg.): Ungleichheit, Individualisierung, Lebenslauf. Wiesbaden: Springer Fachmedien Wiesbaden (Sozialstrukturanalyse), S. 141–163.

Kus, Kevin; Arlinghaus, Tim; Kajüter, Patricia; Teuteberg, Frank (2021): Success Factors of Case Management Software Supporting Healthcare Patient Services – A User-Driven Perspective. In: *AMCIS*.

Lampert, Thomas; Hoebel, Jens (2019): Soziale Ungleichheit und Gesundheit im höheren Lebensalter. In: *Zeitschrift für Gerontologie und Geriatrie* 52 (Suppl 1), S. 91–99. DOI: 10.1007/s00391-018–01487-y.

Lamura, G.; Mnich, E.; Wojszel, B.; Nolan, M.; Krevers, B.; Mestheneos, L.; Döhner, H. (2006): Erfahrungen von pflegenden Angehörigen älterer Menschen in Europa bei der Inanspruchnahme von Unterstützungsleistungen: Ausgewählte Ergebnisse des Projektes EUROFAMCARE. In: *Zeitschrift fur Gerontologie und Geriatrie* 39 (6), S. 429–442. DOI: 10.1007/s00391-006–0416-0.

Landesvereinigung für Gesundheit und Akademie für Sozialmedizin Niedersachsen Bremen e. V. (2024): Gesundheitsregionen Niedersachsen. Online verfügbar unter www.gesundheitsregionen-nds.de/, zuletzt aktualisiert am 15.04.2024, zuletzt geprüft am 15.04.2024.

Lange, Joachim; Altgeld, Thomas; Haack, Marius; Hilbert, Josef; Preuß, Maren (Hg.) (2024): Gesundheitsversorgung in der Kommune stärken. Gesundheitsregionen – Gesundheitskioske – Primärversorgungszentren. Evangelische Akademie Loccum. Rehburg-Loccum: Evangelische Akademie Loccum (Loccumer Protokolle, 75/2023).

Lübke, N. (2004): Hamburger Einstufungsmanual zum Barthel-Index. Hamburg. Online verfügbar unter www.dimdi.de/static/.downloads/deutsch/hamburger-manual-nov2004.pdf, zuletzt geprüft am 29.01.2024.

Lübke, Norbert; Meinck, Matthias; Renteln-Kruse, Wolfgang von (2004): Der Barthel-Index in der Geriatrie. Eine Kontextanalyse zum Hamburger Einstufungsmanual. In: *Zeitschrift fur Gerontologie und Geriatrie* 37 (4), S. 316–326. DOI: 10.1007/s00391-004–0233-2.

Lutze, Maxie; Trauzettel, Franziska; Busch-Heizmann, Anne; Bovenschulte, Marc (2021): Potenziale einer Pflege 4.0.

Mahoney, F. I.; Barthel, D. W. (1965): Functional evaluation: The Barthel Index. In: *Maryland state medical journal* 14, S. 61–65.

Maxwell, R. J. (1984): Quality assessment in health. In: *British medical journal (Clinical research ed.)* 288 (6428), S. 1470–1472. DOI: 10.1136/bmj.288.6428.1470.

Mayring, Philipp (2015): Qualitative Inhaltsanalyse: Beltz Verlagsgruppe.

McKnight, D. Harrison; Choudhury, Vivek; Kacmar, Charles (2002): Developing and Validating Trust Measures for e-Commerce: An Integrative Typology. In: *Information Systems Research* 13 (3), S. 334–359. DOI: 10.1287/isre.13.3.334.81.

McKnight, Harrison; Carter, Michelle; Clay, Paul (2009): TRUST IN TECHNOLOGY: DEVELOPMENT OF A SET OF CONSTRUCTS AND MEASURES. In: *DIGIT* 2009 Proceedings.

Monzer, Michael (2017): Case Management Organisation. Heidelberg: medhochzwei (Case Management in der Praxis).

Monzer, Michael (2018): Case Management Grundlagen. 2. Auflage, revidierte Ausgabe. Heidelberg: medhochzwei Verlag (Case Management in der Praxis).

Morfeld, Matthias; Kirchberger, Inge; Bullinger, M. (2011): SF-36. Fragebogen zum Gesundheitszustand. Deutsche Version des Short Form-36 Health Survey. 2. Aufl. Göttingen: Hogrefe Verlag.

Neuffer, Manfred (2007): Beziehungsarbeit im Case Management. In: Deutsches Zentralinstitut für soziale Fragen und Senatsverwaltung für Integration, Arbeit und Soziales des Landes Berlin (Hg.): Soziale Arbeit, Bd. 56. Berlin: dzi, S. 417–424.

Neyer, Franz J.; Felber, Juliane; Gebhardt, Claudia (2012): Entwicklung und Validierung einer Kurzskala zur Erfassung von Technikbereitschaft. In: *Diagnostica* 58 (2), S. 87-99. DOI: 10.1026/0012-1924/a000067.

Preuß, Maren; Wolff, Birgit (2019): Kommunen in der pflegerischen Versorgungsverantwortung stärken. In: *Impu!se für Gesundheitsförderung* (Nr. 103), S. 19–20.

Rabe-Kleberg, U.; Krüger, H.; Karsten, M. E.; Bals, T. (1991): Dienstleistungsberufe in Krankenpflege, Altenpflege und Kindererziehung. Bielefeld: Pro Person.

Remmers, Hartmut (2010): Transformationen pflegerischen Handelns – Entwurf einer theoretischen Erklärungsskizze. In: Susanne Kreutzer (Hg.): Transformationen pflegerischen Handelns. Institutonelle Kontexte und soziale Praxis vom 19. bis 21. Jahrhundert., 5 der Schriftenreihe: Pflegewissenschaft und Pflegebildung. Göttingen: Vandenhoek & Ruprecht, unipress; Universitätsverlag Osnabrück, S. 33–64.

Robert Bosch Stiftung (Hg.) (2013): Gesundheitsberufe neu denken, Gesundheitsberufe neu regeln. Grundsätze und Perspektiven Eine Denkschrift der Robert Bosch Stiftung. Robert Bosch Stiftung. Stuttgart. Online verfügbar unter www.bosch-stiftung.de/sites/default/files/publications/pdf_import/2013_Gesundheitsberufe_Online_Einzelseiten.pdf, zuletzt geprüft am 12.08.2024.

Rothgang, Heinz; Müller, Rolf (2018): Pflegereport 2018. Hg. v. Barmer. Berlin, Wuppertal (Schriftenreihe zur Gesundheitsanalyse, 12). Online verfügbar unter www.barmer.de/resource/blob/1028518/9186b971babc3f80267fc329d65f8e5e/barmer-pflegereport-2018-band-12-data.pdf.

Sachverständigenrat (SVR) zur Begutachtung der Entwicklung im Gesundheitswesen (2009): Koordination und Integration – Gesundheitsversorgung in einer Gesellschaft des längeren Lebens. Sondergutachten. Online verfügbar unter www.svr-gesundheit.de/fileadmin/Gutachten/Sondergutachten_2009/Kurzfassung_2009.pdf, zuletzt geprüft am 22.03.2024.

Schöllgen, Ina; Huxhold, Oliver; Tesch-Römer, Clemens (2010): Socioeconomic status and health in the second half of life: findings from the German Ageing Survey. In: *European journal of ageing* 7 (1), S. 17–28. DOI: 10.1007/s10433-010-0140-x.

Schulz-Nieswandt, Frank; Köstler, Ursula; Mann, Kristina (2021): Kommunale Pflegepolitik. Eine Vision. 1. Auflage. Stuttgart: Verlag W. Kohlhammer. Online verfügbar unter www.kohlhammer.de/wms/instances/KOB/appDE/nav_product.php?product=978–3-17–033084-9.

Schwappach, David (2012): 2.5 Gesundheitsökonomie. In: Matthias Egger und Oliver Razum (Hg.): Public Health. Sozial- Und Praventivmedizin Kompakt. Berlin: DE GRUYTER (De Gruyter Studium), S. 87–94.

Seidl, Norbert; Büker, Christa; Latteck, Änne-Dörte; Brinker, Martina; Buschsieweke, Nele; Hirschmann, Alexandra; Voß, Matthias (2023): Konzeptentwicklung Begleitangebote für pflegebedürftige Begleitpersonen während einer stationären Vorsorge- oder Prävention und Rehabilitation für pflegende Angehörige – Bedeutung zielgruppengerechter und nutzer*innenorientierter Versorgungskonzepte. Hg. v. Hochschule Bielefeld InBVG. Bielefeld.

Statistische Ämter des Bundes und der Länder, Regionaldatenbank Deutschland (2023): Fortschreibung des Bevölkerungsstandes. Online verfügbar unter www.regionalstatistik.de/genesis/online?operation=previous&levelindex=0&step=0&titel=Statistik+%28Tabellen%29&levelid=1680592705871&acceptscookies=false#abreadcrumb, zuletzt geprüft am 04.04.2023.

Unabhängiger Beirat für die Vereinbarkeit von Pflege und Beruf (2023): Zweiter Bericht des unabhängigen Beirats für die Vereinbarkeit von Pflege und Beruf. Berlin. Online verfügbar unter www.bmfsfj.de/bmfsfj/service/publikationen/zweiter-bericht-des-unabhaengigen-beirats-fuer-die-vereinbarkeit-von-pflege-und-beruf-228546, zuletzt geprüft am 28.05.2024.

Wehner, Kathrin; Schwinger, Antje; Büscher, Andreas (2021): Qualität in der ambulanten Pflege – Übersichtsarbeit über die relevanten struktur-, prozess- und ergebnisbezogenen Versorgungsaspekte. In: *Zeitschrift für Evidenz, Fortbildung und Qualitat im Gesundheitswesen* 167, S. 15–24. DOI: 10.1016/j.zefq.2021.09.003.

Weller, Michael (2024): Gesundheitsversorgung in der Kommune stärken. Gesundheitsregionen – Gesundheitskioske – Primärversorgungszentren – Medizinische Versorgungszentren. In: Joachim Lange, Thomas Altgeld, Marius Haack, Josef Hilbert und Maren Preuß (Hg.): Gesundheitsversorgung in der Kommune stärken. Gesundheitsregionen – Gesundheitskioske – Primärversorgungszentren. Rehburg-Loccum: Evangelische Akademie Loccum (Loccumer Protokolle, 75/2023).

Wendt, Wolf Rainer (2007): Wo bleibt die Beziehung? Zu einigen Aspekten sozialer Interaktion im Case Management. In: Thomas Klie (Hg.): Case Management. Heidelberg: medhochzwei, S. 15–19.

Wilz, Gabriele; Gunzelmann, Thomas (2017): 4.3 Demenz und Angehörige. In: Claus-Werner Wallesch und Hans Förstl (Hg.): Demenzen. Stuttgart: Georg Thieme Verlag, 383 f.

Witzel, Andreas (2000): Das problemzentrierte Interview. In: *Forum Qualitative Sozialforschung / Forum: Qualitative Social Research* (1), Art. 22. Online verfügbar unter http://nbn-resolving.de/urn:nbn:de:0114-fqs0001228, zuletzt geprüft am 10.01.2024.

Wolff, Julia K.; Pflug, Claudia; Meier, Deborah; Poll, Paul; Dehl, Therese; Topalov, Lennart; nolting, Hansdieter (2023): Evaluation der Pflegeberatung und der Pflegeberatungsstrukturen gemäß der gesetzlichen Berichtspflicht nach § 7a Ab. 9 SGB XI. Berlin: IGES Institut GmbH. Online verfügbar unter www.gkv-spitzenverband.de/media/dokumente/pflegeversicherung/beratung_und_betreuung/pflegeberatung/20230622_IGES_Abschlussbericht_Evaluation_Pflegeberatung.pdf, zuletzt geprüft am 22.03.2024.

Teil C

Beiträge zur Einordnung der Projektergebnisse

7. Erfolgsmodell des Regionalen Pflegekompetenzzentrums wird über die Projektphase fortgeführt

Timo Deiters, Hanna Reurik, Landkreis Emsland/ Landkreis Grafschaft Bentheim

Pflegestützpunkt „Plus" – ein wichtiger Baustein für die pflegerische Versorgung in den Städten und Gemeinden

7.1 Ausgangslage

Die Auswirkungen des demografischen Wandels mit einer steigenden Anzahl älterer und hoch betagter Menschen in der Bevölkerung machen sich auch in den Landkreisen Emsland und Grafschaft Bentheim zunehmend bemerkbar. Zudem nehmen altersassoziierte Erkrankungen deutlich zu, was zwangsläufig mit einer erhöhten Inanspruchnahme medizinischer und pflegerischer Leistungen verbunden ist.

Um eine bedarfsgerechte Pflege im häuslichen Umfeld sicherzustellen, sind neben der professionellen Hilfe auch familiäre, nachbarschaftliche und informelle Hilfen erforderlich, die bestenfalls koordiniert und vernetzt unter Berücksichtigung der individuellen persönlichen Lebenssituation ablaufen.

Die Landkreise Emsland und Grafschaft Bentheim haben dahingehend bereits frühzeitig mit den Pflegestützpunkten Informations- und Unterstützungsangebote für die Bevölkerung geschaffen, um neutral, vertraulich, umfassend und kostenlos über das komplexe Thema Pflege und Versorgung „aus einer Hand" zu informieren.

Der Pflegestützpunkt des Landkreises Emsland wurde bis zur Einstellung der Case Managerinnen und Manager mit drei Vollzeitstellen besetzt; der Pflegestützpunkt des Landkreises Grafschaft Bentheim bis zur Übernahme der Case Managements mit einer Vollzeitstelle. Die Pflegestützpunkte werden durch die Pflegekassen und die Kommunen gefördert. So erhält der Pflegestützpunkt Emsland jährlich rund 83.000 Euro und der Pflegestützpunkt der Grafschaft Bentheim jährlich 42.000 Euro.

Der demografische Wandel und die damit steigende Anzahl an Pflegebedürftigen sowie der zunehmende Fachkräftemangel erschweren die Beratungstätigkeit der Pflegestützpunkte zunehmend. Um ein individuelles Hilfesystem aufzubauen, ist eine längerfristige und umfassende Begleitung im Sinne eines Case Managements der pflegbedürftigen Menschen und ihrer Angehörigen notwendig.

Die Umsetzung eines Case und Care Managements im Rahmen des Projektes Regionales Pflegekompetenzzentrum (ReKo) wurde vor dem Hintergrund der geschilderten Zielsetzungen und Aktivitäten als große Chance gesehen, die bereits vorhandenen Strukturen intensiv zu ergänzen und daraus resultierende Effekte zu erproben.

7.2 Regionales Pflegekompetenzzentrum (ReKo) als Langzeitstrategie vor Ort

Das Projekt Regionales Pflegekompetenzzentrum (im folgenden ReKo genannt), erhielt im Jahr 2019 den Zuschlag von fast zehn Millionen Euro aus dem Innovationsfonds des Gemeinsamen Bundesausschusses. Das Projektkonsortium um die DAK-Gesundheit (strategische Leitung), die Gesundheitsregion EUREGIO e. V. (operative Leitung in den Landkreisen Grafschaft Bentheim und Emsland) und die Universität Osnabrück (wissenschaftliche Evaluation) nahmen ihre Arbeit im Oktober 2019 auf. Das Kernstück des Projektes war eine Implementierung einer Case Management-Organisation in der Interventionsregion (Landkreise Grafschaft Bentheim und Emsland) und ein Aufbau eines digitalen Ökosystems.

Zudem haben sich insgesamt fünf kooperierende Kliniken aus der Region dem Projekt angeschlossen. Die Möglichkeit, dass Case Management vor Ort die persönliche Koordination für den individuellen und komplexen Fall zur Verbesserung der Situation der Betroffenen in der Häuslichkeit übernimmt, war eine Chance, die die Landkreise erkannten. Das Case Management trug wesentlich dazu bei, bei einer zunehmenden Zahl von Pflegebedürftigen, komplexeren Fällen und fragiler werdenden familiären Sorgestrukturen auch künftig eine angemessene pflegerische wie gesundheitliche Versorgung zu koordinieren, die zu einer Entlastung weiterer Akteure, wie Hausärztinnen bzw. -ärzte, Pflegedienste und pflegender Angehörige, führte.

Beide Landkreise haben sich dafür entschieden, das Projekt aufgrund der zu erwartenden Synergieeffekte an die Pflegestützpunkte anzubinden. Diese zentrale Koordinierungsstelle der Senioren- und Pflegestützpunkte war eine fest etablierte Anlaufstelle für die Bedürfnisse und Bedarfe der Zielgruppen. Hierüber erhalten – nach theoretisch begründeten Kriterien – die Case Managerinnen und Manager die zu betreuenden Fälle für das Case und Care Management. Ferner wurden Fälle von den kooperierenden Kliniken in der Region über das Entlassungsmanagement weitergeleitet und eine direkte Betreuung in der Häuslichkeit war somit für die Menschen gesichert. Damit dies gelingt, wurden gemeinsam mit den Sozialdiensten und den Pflegestützpunkten Prozesse erarbeitet, wie Klientinnen und Klienten Zugang zum Case Management finden mit dem Ziel, Versorgungsbrüchen und erneuten Hospitalisierungen entgegenzuwirken.

7.3 Brückenlösung nach Interventionsende von ReKo

ReKo hat sich so in den letzten Jahren vor allem durch effiziente fallbezogene und fallübergreifende Kooperation als Teil der Case Management-Organisation sowie durch eine gemeinsame Weiterentwicklung der Pflegeinfrastrukturen in der Grafschaft Bentheim und im Emsland etabliert. Das ReKo-Projekt erhielt trotz der Coronapandemie eine Akzeptanzzunahme im Verlauf und die Herangehensweise des Case Managements wurde sukzessive in den regulären Prozessen rund um die Versorgung und Betreuung von pflegebedürftigen Menschen und ihren An- und Zugehörigen implementiert und zu einem zusätzlichen Angebot für diese Zielgruppe in der Region verankert.

Da die Intervention des ReKo-Projektes zum 31.08.2023 endete, haben beide Kreistage des Emslandes und der Grafschaft Bentheim beschlossen, die Projektidee mit den etablierten Strukturen über den 31.08.2023 hinaus fortzuführen. Dabei wurde für die Finanzierung der Stellen eine Brückenlösung eingeschlagen: Dies bedeutet, dass befristet für zwei bzw. drei Jahre bis zur Fertigstellung der Gesamt-Evaluation die Landkreise und Kommunen die Stellen der Case Managerinnen und Case Manager finanzieren. Insofern wurde in allen Kommunen und in beiden Landkreisen auch von der Verwaltungsspitze der Mehrwehrt einer Fortführung des Projektes erkannt.

Es werden in der Brückenzeit weiterhin Menschen mit komplexen Problemlagen mit den im ReKo-Projekt erprobten Phasen des Case Managements unterstützt. „Das Case Management sucht nach Wegen, die Vielgestaltigkeit einer Lebenssituation in den Blick zu nehmen, die unterschiedlichen spezialisierten Sichtweisen zu integrieren und einen Bewertungs- und Aushandlungsprozess einzubeziehen, um schwierige Lebenssituationen zu meistern." (Zitat: Prof. Thomas Klie).

In diesem Zuge wurden 3,0 bzw. 3,5 Vollzeitstellen mit Case Managerinnen und Managern ab September 2023 besetzt und die jeweiligen Pflegestützpunkte um diese Stellen verstärkt. Die praktische Umsetzung wird in der Brückenphase zunehmend auf eine dezentrale Ansiedlung der Case Managerinnen und Manager in der Fläche ausgerichtet. Dabei wird das Ziel verfolgt, die Erreichbarkeit und den persönlichen Kontakt vor Ort für die Zielgruppe der (angehend) Pflegebedürftigen und pflegenden Angehörigen zu verbessern. Es soll dadurch ein „Kümmerer" vor Ort installiert werden, der niedrigschwellig erreichbar ist.

Für die hilfebedürftigen Menschen und ihre Angehörigen bedeutet dies im besten Fall ein bekanntes Gesicht im Ort zu haben, an das man sich bei Hilfebedarf wenden kann. Dies ist insbesondere im ländlichen Raum von Bedeutung, um auch in der Fläche den Menschen einen Zugang zu einem Hilfesystem vor Ort zu gewähren und Wege zu verkürzen.

7.4 Landkreis Emsland

Im Landkreis Emsland ist das Case Management nach Ablauf der ReKo-Projektphase bürgernah an die Familienzentren als alltagsnahe und niedrigschwellige Begegnungsorte für Familien sowie an die Rathäuser angedockt, um so die ambulante Beratungsstruktur für den Bereich der Pflege weiter zu stärken und auszubauen und insbesondere vor Ort ein weiteres Beratungsangebot zu schaffen. So sind in 15 emsländischen Städten, Samtgemeinden und Gemeinden 17 dezentrale Anlaufstellen geschaffen worden (s. Abbildung 36).

Diese Anordnung des Case Managements soll die beschriebene Erreichbarkeit für die Bürgerinnen und Bürger gewähren, aber darüber hinaus eine fließende Überleitung der Klientinnen und Klienten aus dem Krankenhaus bzw. die Steuerung über den Pflegestützpunkt beinhalten. Schließlich sollen durch die Implementierung keine Doppelstrukturen geschaffen, sondern vielmehr die bereits guten, vorhandenen Strukturen genutzt und verfeinert werden. Die aufgebauten Kommunikationspfade mit dem Pflegestützpunkt und den Sozialdiensten der Kliniken werden bewusst aufrechterhalten und gepflegt.

Abbildung 36: Übersicht der Orte der dezentralen Pflegeberatung im Landkreis Emsland während der Brückenphase

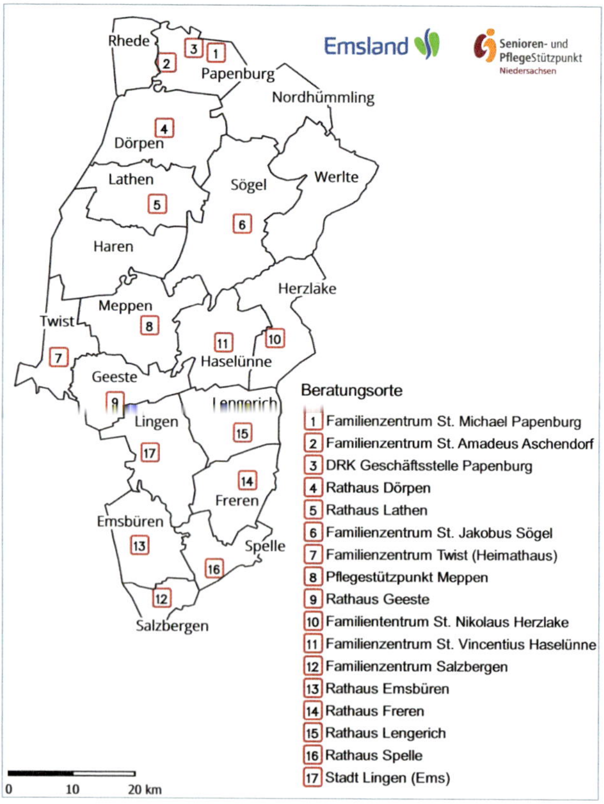

Quelle: LK Emsland, Fachbereich Soziales, Stand 31.07.2024

Bei ihrer Tätigkeit setzen die Case Managerinnen und Manager auf die vorhandene Vernetzung in den Städten und Gemeinden. Sie arbeiten nicht nur eng mit den Betroffenen und An- und Zugehörigen sowie den ambulanten und stationären Akteuren aus dem Gesundheits- und Pflegesektor zusammen, sondern auch mit den Akteuren der jeweiligen Städte und Gemeinden wie z. B. Seniorenbeauftragten, Mitarbeitenden in der Hilfe zur Pflege und Ehrenamtskoordinierenden. Noch dazu wissen sie um die regionalen Angebote im pflegerischen, medizinischen und ehrenamtlichen Bereich. Dabei wird deutlich, dass eine verstärkte Vernetzung der verschiedenen vor Ort agierenden Akteure und des Case Managements vorteilhaft ist, um gemeinsam die Versorgung und Unterstützung von pflegebedürftigen Menschen und ihren An- und Zugehörigen sicherzustellen.

7.5 Grafschaft Bentheim

Abbildung 37: Anordnung der Case Manager und Case Managerinnen im Landkreis Grafschaft Bentheim während der Brückenphase

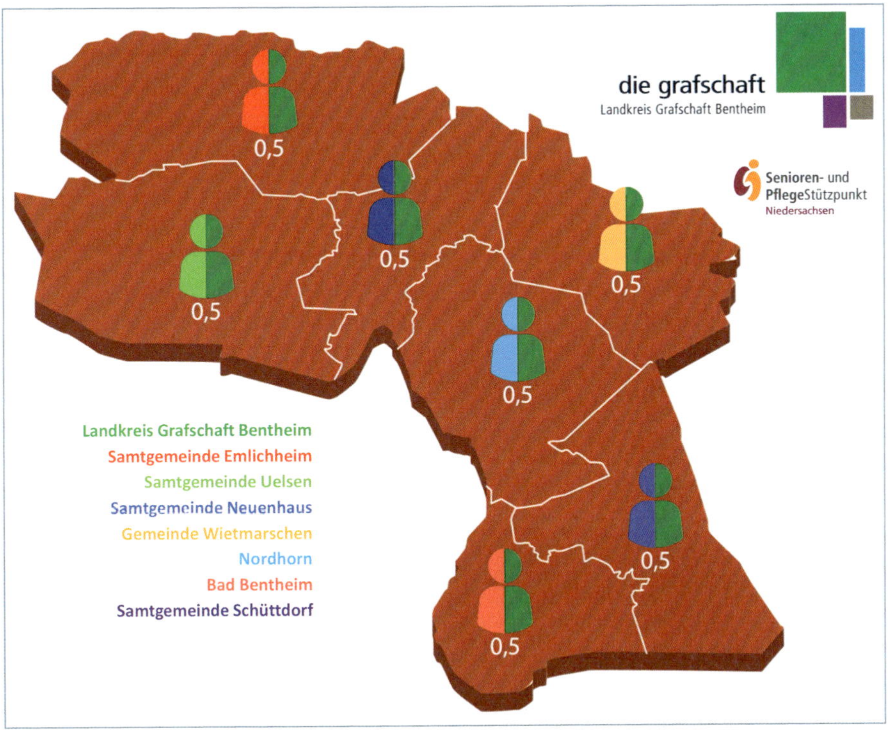

Quelle: Eigene Darstellung

Die Case Managerinnen und Manager sind auch nach Ablauf der ReKo-Projektphase unter dem Dach des Pflegestützpunktes (Stabsstelle für Engagementförderung und gesellschaftliche Partizipation) des Landkreises Grafschaft Bentheim im Dienst. In der Grafschaft Bentheim sind in allen sieben Kommunen Case Managerinnen und Case Manager räumlich in den

Familien Service Büros angedockt, (bis auf Nordhorn in der Kreisverwaltung des Landkreises), in denen neben den Unterstützungsleistungen für Familien unterschiedliche Anbieter (wie beispielsweise das Jugendamt, der sozialpsychiatrische Dienst, die ergänzende unabhängige Teilhabeberatung) ihre Sprechstunden und Beratungen für Betroffene vorhalten. Auf diese bestehenden Strukturen kann das Case Management bei der Versorgung der Klientinnen und Klienten zurückgreifen. Somit kann man diese Anlaufstelle in den einzelnen Gemeinden der Grafschaft Bentheim als zentrale Knotenpunkte mit einer breiten Angebotspalette im Sozialraum verstehen. Darüber hinaus ist es für die Case Managerinnen und Manager möglich in einem überschaubaren abgegrenzten regionalen Rahmen die beteiligten relevanten „Player" zu kennen, mit denen sie das Hilfenetz für ihre Klientinnen und Klienten stricken. Denn neben den möglicherweise eher bekannten professionellen Anbietern wie beispielswese den ansässigen ambulanten Pflegediensten, ist auch zahlreiche informelle Unterstützung wie Ehrenamtliche, Kirchengemeinden, Sportvereine, Nachbarschaftshilfen von großer Bedeutung für den Aufbau einer hilfreichen Versorgung. So ist es ein Ziel sowohl für den Einzelnen als auch strukturell innerhalb der Gemeinde ein sorgendes Umfeld zu erschaffen (Case und Care Management).

Eine wichtige Rolle spielen im Hinblick auf Care Management zudem die sogenannten Pflegetische. In allen Kommunen in der Grafschaft Bentheim sowie in einigen Kommunen im Emsland finden seit der Projektlaufzeit von ReKo „Runde Tische" statt, zu denen die Bürgermeisterinnen und Bürgermeister die an der gesundheitlichen und pflegerischen Versorgung beteiligten Akteure vor Ort einladen. Diese beinhalten neben den professionellen Leistungserbringenden, ebenfalls beispielsweise die Seniorenbeiräte, Ehrenamtsinitiativen sowie Kirchengemeinden und Sozialverbände. Die Case Managerinnen und Manager in den Gemeinden besetzen dort sowohl inhaltlich als auch organisatorisch eine wichtige Schlüsselrolle. In den Diskussionsrunden werden Ressourcen und Probleme der pflegerischen Versorgung in der jeweiligen Gemeinde thematisiert und verschiedene kreative Lösungsansätze erarbeitet. Die Erkenntnisse aus den Pflegetischen und die Impulse aus der Einzelfallberatung des Case Management dienen auf Landkreisebene einer bedarfsgerechten Pflege- und Sozialplanung.

7.6 Fazit

Die Konzeption von ReKo als lernende Organisation ist darauf ausgelegt, Erkenntnisse aus der Einzelfallversorgung in die Organisation und die Versorgungsstrukturen einfließen zu lassen. Impulse bei der Einzelfallbetreuung werden an die Organisation und die Träger regionaler Versorgungsstrukturen zurückgespiegelt (vgl. Klie und Monzer 2018, S. 15, 17). So fügt sich ReKo nicht nur in die vorhandenen regionalen Versorgungsstrukturen ein, sondern kann durch die praktische Fallarbeit Anregungen für deren Weiterentwicklung liefern.

Eine individuelle und bedarfsgerechte Versorgung unter den obengenannten demografischen Entwicklungen, erfordert einen möglichst effizienten und zielgerichteten Einsatz sämtlicher Ressourcenarten. Im Rahmen des ReKo-Case Managements wurde die Stärkung und Begleitung der Zu- und Angehörigen, als auch insgesamt die Engagementförderung identifiziert. Diese auch strategisch auf der Organisationsebene der Landkreise zu verankern, ist als eine konsequente Schlussfolgerung im Sinne einer lernenden Organisation in den Landkreisen Emsland und Grafschaft Bentheim erfolgt.

Die Zuständigkeit des Senioren- und Pflegestützpunktes, der Gesundheitsförderung als auch der Engagementförderung wurden zum 01.07.2024 in einer neu geschaffenen Stabsstelle in der Grafschaft Bentheim gebündelt.

Innerhalb der Intervention kristallisierte sich dabei mehr und mehr heraus, dass die Menschen (Case Management) und die Gemeinden (Care Management) von der sozialraumbezogenen Ansiedlung unter dem Dach des Pflegestützpunktes profitieren. Ein so implementiertes (ReKo-) Case Management im dezentralen Pflegestützpunkt als lernende Organisation deckt Versorgungslücken auf, sorgt für die Weiterentwicklung bedarfsgerechter Angebote und bietet nicht zuletzt eine Anlaufstelle für auf Hilfe angewiesene Menschen.

Nach den Erfahrungen aus dem ReKo-Projekt ist die Fortführung hinsichtlich der beschriebenen Problematik ein Handlungsansatz für die großen Herausforderungen, insbesondere der Sicherstellung der häuslichen Pflege.

Die positiven Effekte dieses gelungenen Projektes werden sich im Evaluationsbericht widerspiegeln. Damit ist die Grundlage für eine Überführung in die Regelversorgung eingestielt. Der Auftrag nach Pflegeberatung gemäß § 7a SGB XI liegt bei den Krankenkassen. Es bleibt die Frage, wer die Finanzierung nach der Brückenlösung übernimmt. Eines ist klar: die Landkreise und Städte und Gemeinden dürfen hier nicht alleingelassen werden.

Abbildung 38: Übersicht Projektlaufzeit ReKo

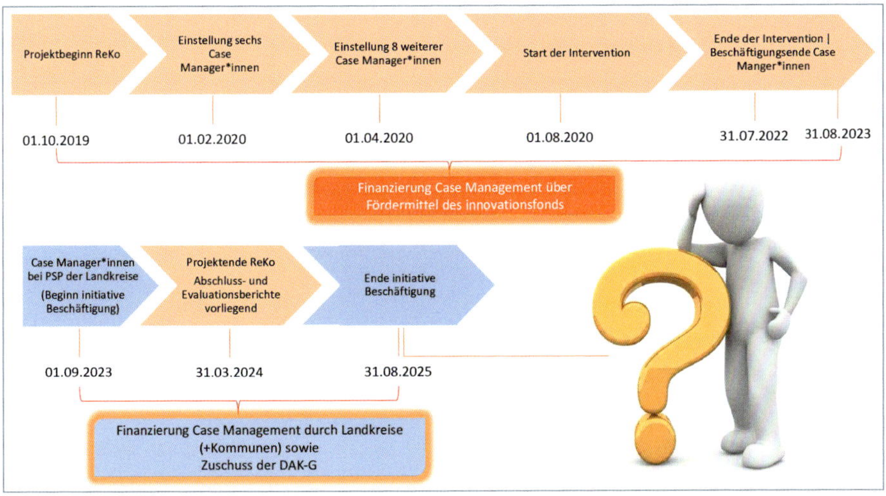

Quelle: Eigene Darstellung

8. Innovationsfondsprojekte und ihre Verstetigung. Die Überführung von ReKo in die Regelversorgung der Landkreise – jenseits der G-BA-Empfehlung

Thomas Klie, Freiburg/ Berlin/ Starnberg

8.1 Vorbemerkung

Es ist das Schicksal vieler Modellprojekte aber auch der vielen zum Teil aufwändig betriebenen Innovationsfondsansätze, dass sie strukturell ihre Probleme mit der Verstetigung und der Diskontinuität von Entwicklungsprozessen haben. Zahlreiche Modellprojekte – auch und gerade im Bereich der sozialen Pflegeversicherung – kompensieren oder überspielen die strukturelle Reformresistenz der sozialen Pflegeversicherung, die in korporatistischen Strukturen ebenso eingebunden ist wie in strenge, bürokratisch hinterlegte Qualitätsvorgaben. Man setzte in der sozialen Pflegeversicherung auf den Markt, musste diesen aber im hohen Maße reglementieren, um sicherzustellen, dass die Sachziele, die Vorgaben und Aufgaben der Pflegeversicherung nicht zugunsten betriebswirtschaftlicher Kalküle zurücktreten (vgl. Klie 2024a). Das, was den Markt an sich auszeichnet, seine Innovations- und Anpassungsfähigkeit wurde in der Pflegeversicherung weitgehend neutralisiert. Die fehlende Bundeszuständigkeit für Strukturentwicklung auf der Landesebene führte zu vielfältigen Modellprojekten, die häufig vom GKV-Spitzenverband über § 8 Abs. 3 SGB XI finanziert und begleitet wurden. Sie haben aber kaum irgendwo dazu beigetragen, dass es relevante Weiterentwicklungen in der Versorgungsstruktur gegeben hat. Auch die Innovationsfondsprojekte, die im Wesentlichen auf den Bereich der gesetzlichen Krankenversicherung zielen, nicht auf den der sozialen Pflegeversicherung, kompensieren in gewisser Weise die Behäbigkeit des Systems der Gesundheitsversorgung in Deutschland. Gleichwohl zeigen gerade die Innovationsfondsprojekte mit ihrer zum Teil großzügigen Ausstattung wichtige Wege in eine zukunftssichere und demografiefeste Versorgung. Das gilt und galt auch für ReKo – ein Innofondsprojekt –, das untypisch im Kern in der sozialen Pflegeversicherung verortet war und auf anerkannte strukturelle Versorgungsprobleme und Effizienzdefizite reagierte. Für die Innovationsfondsprojekte wird ein strenges „Regime" der Evaluation vorgeschrieben. Es ist nachvollziehbar und richtig, dass vor Aufnahme von in den Innovationsfondsprojekten gesammelten Erfahrungen und Versorgungsansätzen in die Regelversorgung diese auf ihre Übertragbarkeit und Wirksamkeit hin überprüft werden. Nur sind in Innovationsfondsprojekten mitnichten nur die unmittelbaren Akteure der gesetzlichen Kranken- und gegebenenfalls Pflegeversicherung einbezogen, sondern, wie sich am Bespiel ReKo zeigt, auch andere Akteure: Leistungserbringende, die kommunale Handlungsebene sowohl die der Kreise als auch der kreisangehörigen Gemeinden. Auch die Länder sind oftmals Beteiligte in Innovationsfondsansätzen, die sich auf die regionale Versorgungssicherheit fokussieren. Die in den Innovationsfondsprojekten zum Teil aufwändig aufgebauten Strukturen, der Aufbau von Kompetenzen, entwickelte Netzwerkstrukturen und -kulturen stellen einen Wert für sich dar, bilden wichtiges Kapital für zukunftsorientierte Versorgungssicherung. Mit der in den Innovationsfondsprojekten angelegten Diskontinuität wird dieses erworbene Kapital an Wissen, an Kooperationen, an Qualifikationen, an Vertrauen, an Prozessen, an digitalen Arbeitsweisen – „zerstört" oder freundlicher gesagt, nicht weiter in seinen Potenzialen genutzt. Das zugrundeliegende Problem liegt unter anderem darin, dass nach Ende eines Innovationsfondsprojektes zunächst die Evaluation abgeschlossen und sodann die Empfehlung des G-BA abgewartet werden muss, so es um die Frage geht, ob die Erträge des Innovationsfondsprojektes in die Regelversorgung übernommen werden sollen. Die Projektbeteiligten und -träger von Innovationsfondsprojekten sehen sich zumeist gezwungen, die bei ihnen angestellten Mitarbeitenden zu entlassen und damit die aufgebauten Strukturen abzuwickeln.

Im Fall des ReKo-Projektes der DAK-Gesundheit zeigten sich nun aber vor Ende des Projektes und Abschluss der Evaluation, dass die beteiligten Kommunen ein hohes Interesse daran hatten, die aufgebauten Care und Case Management-Strukturen in ReKo weiter zu nutzen: Auch eine Art formatives Evaluationsergebnis. Sowohl das Emsland als auch die Grafschaft Bentheim haben einen Großteil der Case Management-Stellen aus dem ReKo-Projekt per Kreistagsbeschluss auf Zeit weiterfinanziert und dies in der Erwartung und Hoffnung, dass für die als erfolgreich angesehenen Erträge des ReKo-Projektes eine Übernahme in die Regelversorgung gelingt – weniger der Gesetzlichen Krankenversicherung als vielmehr der sozialen Pflegeversicherung sowie der Landes- und kommunalen Pflegestrukturen. Beide Kreistage und zuvorderst die zuständigen Sozialdezernentinnen und -dezernenten in den Landkreisen haben damit in beispielgebender Weise Verantwortung für Verstetigungsoptionen übernommen.

Nachfolgend sollen einige der relevanten ReKo-Evaluationsergebnisse in Beziehung gesetzt werden zu den kommunalpolitischen Anliegen der beteiligten Kommunen, die von den Kreisen finanzierte Transferphase skizziert und anschaulich gemacht werden sowie Perspektiven für eine Verstetigung der auf ReKo aufbauenden Care und Case Management-Strukturen in der Region dargestellt werden.

8.2 Relevante Ergebnisse der ReKo-Evaluation

Wie andere Care und Case Management-Evaluationen der Vergangenheit (vgl. Klie 2007) zeigen, hat das ReKo-Projekt ausgesprochen positive Effekte für die Pflegebedürftigen und die pflegenden Angehörigen. Die Ergebnisse sind in diesem Band ausführlich dargelegt worden. Die Effekte bestehen sowohl auf der Ebene der Lebensqualität, der funktionalen Gesundheit, der Stabilisierung von häuslichen Pflegearrangements und der besseren Verzahnung unterschiedlicher Hilfen. Wichtige Effekte, die auch auf kommunaler Ebene sowohl auf Kreis- als auch auf Gemeindeebene wahrgenommen wurden. Dabei war von vornherein das ReKo-Case Management in den beiden Landkreisen in eine zwar unterschiedlich profilierte aber jeweils besonders qualifizierte kommunale Pflegepolitik eingebunden: Eine Voraussetzung für wirksames Care und Case Management. Die im ReKo-Zusammenhang erhobenen und aufbereiteten sowie zugänglich gemachten Daten enthalten relevante Erkenntnisse für die regionale Pflegeplanung, die nach dem niedersächsischen Pflegegesetz zur Obliegenheit der Kommunen gemacht wurde. Gerade das Emsland zeichnete sich schon länger durch eine besonders aktive kommunale Pflegeplanung aus. In der Grafschaft Bentheim wurden beispielgebend „Pflegetische" auf Gemeindeebene etabliert. Durch die Verschränkung der Fall- mit der Systemebene, was für das Care und Case Management typisch und identitätsstiftend ist, können im Zusammenhang mit der systematischen Erhebung von Daten über Einrichtungen und Dienste wichtige Planungsgrundlagen für die kommunale Pflegesozialpolitik zugänglich gemacht werden. Gerade angesichts der sich verschärfenden demografischen Transformationen, der Knappheit von Pflegefachpersonen und anderen beruflich Helfenden, wird ein Monitoring über die Infrastrukturentwicklung aber auch das vorhandene Personal zu einem immer wichtigeren Themenfeld kommunaler Planung (vgl. Klie 2024b, 2024 im Erscheinen).

Die Ergebnisse der ReKo-Evaluation bestätigen überdies die Wirkungen von Beratungen, die Pflegebedürftigen im Kontext von Care und Case Management-Strukturen angeboten wird. Sowohl der DAK-Pflegereport 2022 (vgl. Klie 2022) als auch die VdK-Pflegestudie 2023 (vgl. Büscher 2023) weisen eindeutig darauf hin, dass viele auf Pflege angewiesene Menschen und ihre An- und Zugehörigen keine Kenntnis über die vorhandenen Hilfsangebote haben, über die ihnen zustehenden Rechtsansprüche nicht hinreichend informiert sind oder keinen Weg finden, für sie bedeutsame Unterstützungsleistungen in Anspruch zu nehmen. Aus der Sicht der auf Pflege angewiesenen Menschen und auch aus der Sicht der Kommunen sind dies wesentliche Erträge aus dem Innovationsprojekt ReKo. Es bleibt abzuwarten, ob den mit den ReKo-Interventionen ausgelösten Leistungsausweitungen sowohl im Bereich der Gesetzlichen Krankenversicherung als auch der Sozialen Pflegeversicherung eine positive Empfehlung des G-BA zur Übernahme relevanter Erkenntnisse aus dem ReKo-Projekt ausgesprochen werden wird. Sind es doch auch und gerade fiskalische Erwägungen der gesetzlichen Krankenversicherung, die bei Innovationsfondsprojekten reflektiert werden.

Die Kommunen haben hier gegebenenfalls ein anders geartetes Interesse: Im Rahmen der Daseinsvorsorge obliegt ihnen die Aufgabe einer bedarfsgerechten Versorgung der ortsansässigen Bevölkerung. Als Sozialhilfeträger haben sie das Interesse, Heimaufnahmen nach Möglichkeit zu vermeiden – auch um damit Sozialhilfeausgaben für Heimbewohnerinnen und Heimbewohner zu vermeiden. Die Bewertung der ReKo-Evaluationsergebnisse kann von daher durchaus unterschiedlich ausfallen, ob es sich um die gesetzliche Kranken- und soziale Pflegeversicherung handelt oder aber um die kommunale Handlungsebene. Es zeigt sich weiterhin, dass die Case Management-basierte Beratung und Intervention positive Wirkungen auf den Gesundheitsstatus hat. Im Wesentlichen pflegefachliche, professionelle Intervention durch die ReKo-Case Managerinnen und Manager wirken sich wie erhofft positiv aus. Das ist nicht selbstverständlich, wie der Vergleich zu Daten aus der Pflegegeldstudie (vgl. Büscher und Klie 2024 im Erscheinen) zeigt. Der Einfluss von Pflegediensten auf Pflegearrangements und ihre Versorgungsqualität zeigt, wie die Pflegegeldstudie (vgl. Klie und Büscher 2024) nachgewiesen hat, zum Teil verstörende Effekte, wenn etwa ein deutlicher Zusammenhang von professioneller Intervention durch Pflegedienste und Formen von möglicher Fehlmedikation nachgewiesen werden konnte. Eine verrichtungsbezogene Vergütung und betriebswirtschaftlich ausgerichtete Pflegeeinsätze haben (eben) nicht den gleichen Gesundheitseffekt wie die professionelle Intervention im Rahmen des ReKo-Case Managements. Die Fragen, die sowohl die regionalen Krankenhäuser oder Kliniken als auch die Sozialhilfeträger besonders interessieren, ob durch das ReKo-Case Management pflegesensible Krankenhausaufenthalte vermieden und Heimkosteneffekte nachgezeichnet werden können, lässt sich anhand der Evaluationsdaten des ReKo-Projektes nicht zuverlässig beantworten. Hier bedürfte es Longitudinalstudien wie sie etwa im BARMER-Pflegereport 2023 und im DAK-Gesundheit Pflegereport 2022 ansatzweise vorgenommen wurden (vgl. Rothgang und Müller 2023; Klie 2022).

Es zeigt sich mit Blick auf die hier kursorisch wiederholten Evaluationsergebnisse, dass die Effekte von einem auf dem ReKo-Konzept basierenden Care und Case Management sowohl kommunalpolitisch im Sinne einer Verbesserung der Versorgungssituation der Pflegebedürftigen bedeutsam als auch für die Kommunen als Sozialhilfeträger von hoher Relevanz sind, so es gelingt die häuslichen Pflegearrangements zu stabilisieren und zu qualifizieren. Unter anderem vor diesem Hintergrund haben die beteiligten Kreise Grafschaft Bentheim und Emsland einen befristeten Erhalt der Care und Case Management-Stellen beschlossen.

8.3 Transferphase

Die Transferphase galt der Sicherung der Kontinuität des im ReKo-Projekt aufgebauten Case Managements durch Ansiedlung von Case Management-Stellen an den Pflegestützpunkten der Landkreise respektive bei kreisangehörigen Gemeinden. Die Verstetigung erfolgte nicht in der Weise, dass der operative Projektpartner des ReKo-Innovationsfondsprojektes, die Gesundheitsregion EUREGIO e. V., die Case Managerinnen und Case Manager weiter beschäftigte. Es wurden bei beiden Landkreisen Stellen ausgeschrieben, die den bisher bei der EUREGIO beschäftigten Care und Case Managerinnen und Managern eine Perspektive der Weiterbeschäftigung und damit die Perspektive einer Sicherung der bisherigen Care und Case Management-Strukturen bot. Während in der Grafschaft Bentheim eine Reihe von Mitarbeitenden des ReKo-Care und Case Managements (in personam) auf diese Weise weiterbeschäftigt werden konnten, gelang dies im Emsland nicht in gleicher Weise. Hier waren die begehrten Care und Case Managerinnen und Manager bereits von anderen Trägern aus der Region – nicht zuletzt mit Blick auf ihre besonderen Kompetenzen und Qualifikationen – „abgeworben" worden. Gleichwohl ist es auch im Emsland gelungen, die Case Management-Stellen qualifiziert zu besetzen. Ab September 2023 haben die beiden Landkreise eine Zwischenfinanzierung für zwei (Emsland) bzw. drei Jahre (Grafschaft Bentheim) zur Sicherung der ReKo-Kompetenzen und eine Entscheidung über eine Integration der Care und Case Management-Strukturen in die Regelversorgung beschlossen. Die Übergangsphase wurde in einem Kooperationskonzept zwischen den Landkreisen und dem ReKo-Konsortium geregelt, um einen qualifizierten Übergang und den Kompetenzerhalt zu gewährleisten. Das galt auch für die Nutzung der aufgebauten Datenbänke, die unter Beachtung von datenschutzrechtlichen Vorkehrungen zur Sicherung der Kontinuität in der Fallbegleitung genutzt werden sollten und konnten. In der Grafschaft Bentheim wurden sieben Case Managerinnen und Case Manager mit jeweils 0,5 VK beim Pflegestützpunkt im Gesundheitsamt eingestellt – zum Teil dezentral verortet in den kreisangehörigen Gemeinden. Alle sieben kreisangehörigen Gemeinden beteiligen sich in der Grafschaft Bentheim aus eigenen Mitteln an der Brückenfinanzierung: Die kreisangehörigen Gemeinden tragen hier 50 Prozent der Kosten. Damit wird die Arbeit des Pflegestützpunktes im Sinne von ReKo weiterentwickelt. Im Pflegestützpunkt der Grafschaft Bentheim finden jährlich etwa 2.400 telefonische und persönliche sowie schriftliche Beratungen statt. Eine Zunahme von komplexen Problemlagen wurde beobachtet. Laut Rahmenvertrag Pflegestützpunkt in Niedersachsen sollen komplexe Fälle von Pflegestützpunkten an die zuständigen Pflegekassen weitergeleitet werden, diese waren jedoch nicht in jedem Fall in der Lage ihren Aufgaben nachzukommen. Das gilt insbesondere für Pflege- und Krankenkassen, die nicht im Landkreis ansässig sind. Die bisher nicht gedeckte Unterstützung und der Koordinierungsbedarf, der bei den Pflegestützpunkten angefallen ist, wurde in der Projektlaufzeit im Rahmen des ReKo-Innovationsprojektes aufgefangen. Diese Strukturen werden durch das von den Kommunen finanzierte Care und Case Management stabilisiert. Ein besonderes Interesse haben die beteiligten Landkreise an der Nutzung von Care und Case Management-Kompetenzen und den im ReKo-Projekt aufgebauten Informationssystemen für ihre Sozialplanung. Die Fallarbeit dient als Inputgeber für die Sozialplanung in der kommunalen Case Management-Organisation. Durch die Case Management-Fälle – also die besonders komplexen Fallkonstellationen, die neben den reinen Beratungsfällen die Case Management-Interventionen indizieren – können und sollen sozialpolitische sowie sozialplanerische Aufgabenstellungen identifiziert und in Maßnahmen umgesetzt werden.

Abbildung 39: Case und Care Management als Instrument für die kommunale Sozialplanung

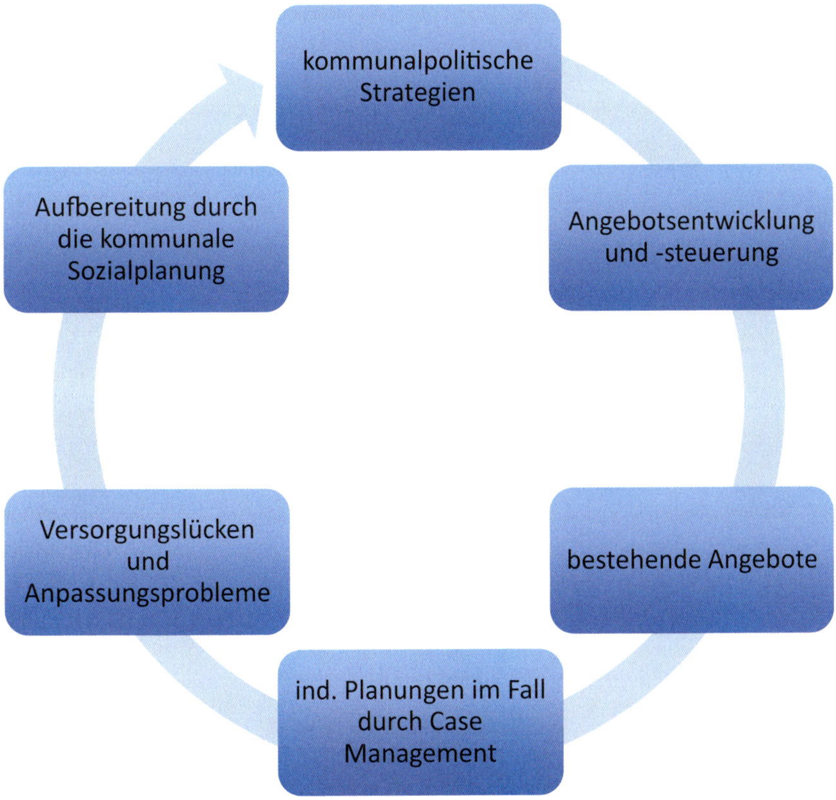
kommunalpolitische Strategien
Angebotsentwicklung und -steuerung
bestehende Angebote
ind. Planungen im Fall durch Case Management
Versorgungslücken und Anpassungsprobleme
Aufbereitung durch die kommunale Sozialplanung

Quelle: Eigene Darstellung

Durch die regelmäßige Einbindung der Sozialausschüsse der beiden Landkreise wird genau diese sozialplanerische Relevanz des Care und Case Management-Ansatzes auch für die kommunale Sozialpolitik dokumentiert und erfahrbar gemacht.

Die Erwartung und Hoffnung der Landkreise liegt darin, dass es gelingt, die Care und Case Management-Strukturen – und dies nicht allein auf Kosten der Kommunen – in eine Regelfinanzierung und landesrechtlich abgesicherte Care und Case Management-Strukturen zu überführen.

8.4 Optionen für „Post-ReKo"

Für eine Überführung von ReKo in die Regelstruktur des Care und Case Managements in Niedersachsen kommen unterschiedliche Optionen in Betracht. Diese wurden immer wieder in einer Videokonferenz, in einer Art „Think Tank" gemeinsam mit dem zuständigen Landesministerium, Vertreterinnen und Vertretern der Pflege- und Krankenkassen sowie der beteiligten Kommunen, beraten. Insofern zielte die Transferphase von vornherein auch darauf ab, nicht nur für die beiden Landkreise, sondern letztlich übergreifend die Optionen für eine strukturelle Verankerung von Care und Case Management-Strukturen im Zusammenwirken von Pflege- und Krankenkassen einerseits und Land und Kommunen andererseits zu thematisieren.

Abbildung 40: Optionen von „Post-ReKo"

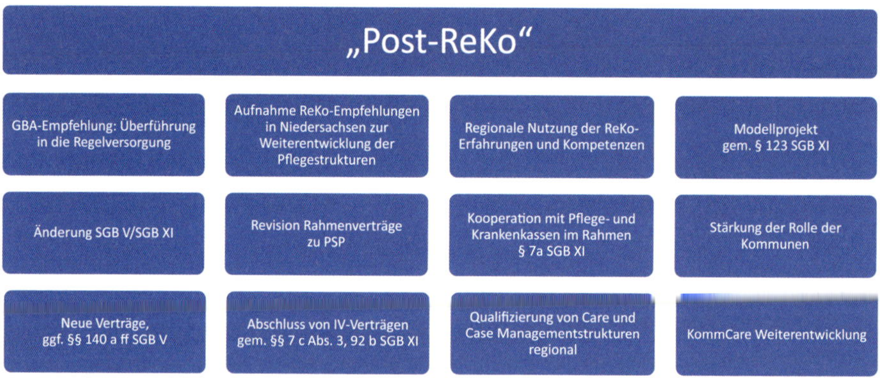

Quelle: Eigene Darstellung

Vier Optionen wurden und werden für „Post-ReKo", für eine Überführung der ReKo-Erfahrungen in die Regelversorgung und -struktur in Betracht gezogen.

- **(a) G-BA-Empfehlung: Überführung in die Regelversorgung**

  Innovationsfondsprojekte zielen auf die Weiterentwicklung der Regelversorgung in der gesetzlichen Krankenversicherung (im Annex auch der sozialen Pflegeversicherung). Innovationsfondsprojekte sind in der Regel Projekte, die sich auf Selektivverträge beziehen. Die G-BA-Empfehlungen könnten sich auf der einen Seite auf Anpassung von Vorschriften zum

Care und Case Management im SGB V und im SGB XI beziehen, etwa § 11 SGB V (Versorgungsmanagement) oder auf der anderen Seite auf §§ 7, 7a, 7b, 7c SGB XI zielen. Ob entsprechende Empfehlungen ausgesprochen werden, ist offen. Eine mögliche Empfehlung, könnte darin bestehen, integrierte Versorgungsverträge gemäß § 140a SGB V weiterzuentwickeln und ReKo-Ansätze über Versorgungsverträge in interessierten Regionen abzusichern, an denen auch die Pflegekassen und gegebenenfalls die Pflegestützpunkte zu beteiligen wären. Eine solche Empfehlung würde allerdings Bedenken begegnen. Selektivverträge widersprechen einer auf die Region ausgerichteten Gesamtversorgungsstrategie.

- **(b) Aufnahme der ReKo-Erfahrungen in Niedersachsen zur Weiterentwicklung der Pflegestrukturen**

  Das Land Niedersachsen verfolgt seit Längerem mit Komm.Care (www.gesundheit-nds-hb.de/projekte/kommcare/) und seinem Landespflegegesetz sowie der Landespflegeberichterstattung einen konsequent regional ausgerichteten Pflegepolitikansatz. Dabei stellt es allerdings den Kommunen weithin frei, wie sie ihrer kommunalen Verantwortung in der Pflegepolitik nachkommen. Sie werden durch Förderprogramme unterstützt, zum Austausch ermutigt und ihnen werden über die Pflegeberichterstattung für sie relevante Daten zur Verfügung gestellt. Die ReKo-Evaluationsergebnisse legen es allerdings nahe, die Kooperation zwischen Pflegekassen und Pflegestützpunkten weiterzuentwickeln. So liegt eine der Optionen in der Revision der Rahmenverträge zu den Pflegestützpunkten und in der Vorbereitung des Abschlusses von integrierten Versorgungsverträgen zu Pflegestützpunkten gem. §§ 7c, 92b SGB XI.

- **(c) Regionale Nutzung der ReKo-Erfahrungen und -Kompetenzen**

  Eine weitere Option besteht in einer Weiterentwicklung und -qualifizierung der Kooperation von Pflegestützpunkten mit den Pflege- und Krankenkassen im Rahmen der Pflegeberatung gem. § 7a SGB XI. Zu den Erkenntnissen der ReKo-Evaluation, aber auch der Pflegestützpunkte in den beiden Landkreisen gehört es, dass eine ganze Reihe von Pflegekassen schon personell nicht in der Lage ist, Aufgaben der Pflegeberatung in besonders komplexen Fällen vor Ort wahrzunehmen. Wie aus anderen Bundesländern bekannt, lassen sich Vereinbarungen darüber treffen, dass sich Pflegekassen an den Personalkosten in den Pflegestützpunkten beteiligen, auch soweit es sich um die Pflegeberatung handelt. Denkbar wären auch eine bereits mit der DAK-Gesundheit in den beiden Landkreisen vereinbarte Beauftragung der Pflegestützpunkte als Dienstleister für die Pflegeberatung gem. § 7a SGB XI. Auf diese Weise ließen sich die bisher von den Kommunen allein getragenen Care und Case Management-Kosten aufteilen. In einer besseren Verzahnung von Pflegeberatung der Pflege- und Krankenkassen mit den Pflegestützpunkten liegt aber nicht nur eine finanziell relevante Perspektive. Vielmehr geht es auch um die Qualifizierung von Care und Case Management-Strukturen in den beiden Landkreisen respektive generell in den Landkreisen in Niedersachsen.

- **(d) Modellprojekt gem. § 123 SGB XI**

  Im Pflegeunterstützungs- und -entlastungsgesetz (PUEG) 2023 wurde ein neuer Anlauf unternommen, Modellprojekte zur Stärkung der pflegerischen Strukturen auf kommunaler Ebene auf den Weg zu bringen, § 123 SGB XI. Die Modellprojekte zielen auf die Stärkung der Rolle der Kommunen, auf den Aufbau von verlässlichen Strukturen im Sinne der Herstellung von Versorgungssicherheit aber auch der Stabilisierung von häuslichen Pflegearrangements sowie bürgerschaftlicher Formen der Unterstützung für auf Pflege angewiesene Menschen. Das Leitbild der Caring Community wird auch in den beiden Landkreisen aufgegriffen: Versorgungssicherheit und eine personenzentrierte Sorge setzen sich stets zusammen aus familiärer, professioneller, nachbarschaftlicher, aber auch zivilgesellschaftlicher Unterstützung. Post-ReKo könnte sich in besonderer Weise eignen für ein Modellprojekt gem. § 123 SGB XI. Zum 01.01.2025 beginnt die Förderphase. Mit dem Modellprojekt gem. § 123 SGB XI könnten auch Komm.Care-Erfahrungen aufgegriffen, weiterentwickelt und um die Erträge aus der ReKo-Evaluation ergänzt werden.

Diese skizzierten Optionen für die Verstetigung von ReKo-basiertem Care und Case Management werden – unterstützt durch die DAK-Gesundheit – in 2024/2025 in Workshops ventiliert, geprüft und konkretisiert. Dabei ist auch die Kombination unterschiedlicher Optionen denkbar und im Blick. Der hiermit eingeschlagene Weg ist insofern ein besonderer, als ein großes Commitment aller Beteiligten besteht – unabhängig von den G-BA-Empfehlungen – eine Verstetigung respektive die Überführung von dem ReKo-Care und Case Management in die Regelstrukturen zu befördern.

8.5 Pflegestützpunkt, Pflegeberatung und Case Management-Organisation

Das Konzept des Pflegekompetenzzentrums, das für das ReKo-Projekt orientierungsstiftend war, sieht eine systematische Zusammenarbeit aller beteiligten Akteure zur Gewährleistung einer bedarfsgerechten und effizienten Versorgung und Sorge auf Pflege angewiesener Menschen vor. Wir sprechen von der Case Management-Organisation, die es aufzubauen galt und zu erhalten gilt (vgl. Klie und Monzer in diesem Band). In den Erfahrungen aus dem Aufbau einer Case Management-Organisation inkl. der dazu gehörenden Prozesse liegt einer der ganz wesentlichen konzeptionellen Erträge aus dem ReKo-Projekt. Sie gilt es, egal mit welcher Option der Fortführung und Verstetigung von Care und Case Management, in den beiden Landkreisen zu erhalten.

Abbildung 41: Pflegestützpunkt – Pflegeberatung – CM-Organisation

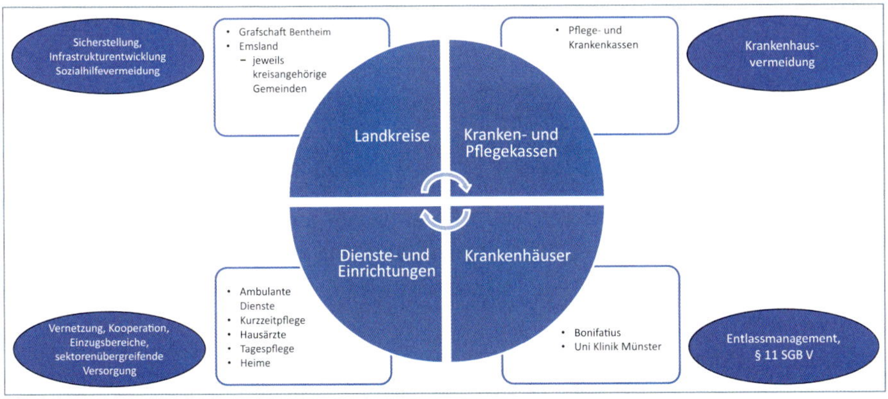

Quelle: Eigene Darstellung

Case Management ist eben nicht nur eine Arbeitsweise in der Begleitung und Steuerung von komplexen Fallkonstellationen. Wirksames Case Management setzt eine Case Management-Organisation in der Weise voraus, dass alle Beteiligten sich generell auf bestimmte Arbeitsweisen, Prozesse aber auch eine gemeinsame IT verständigen, so dies möglich ist. Es ist auch in der Transferphase gelungen, dass sich die beiden Landkreise auf die in ReKo entwickelte einheitliche Software Quovero verständigen – auch ein Beitrag zur Erhaltung und Weiterentwicklung der Case Management-Organisation.

In der nachfolgenden Grafik (siehe Abbildung 42) wird veranschaulicht, wie Fallsteuerung, Sozialplanung sowie die Aufgabenwahrnehmung der jeweils beteiligten Institutionen in ihren Kernprozessen aufeinander bezogen respektive aufeinander zu beziehen sind. Case Management-Organisation und insgesamt die Verstetigung von Care und Case Management-Strukturen auf der Basis der ReKo-Erfahrung in der Grafschaft Bentheim und im Emsland versprechen Nutzen für die Beteiligten. Für die Krankenhäuser geht es um ein besser verzahntes Entlassungsmanagement, das heute angesichts der multiplen Infrastrukturprobleme auch und gerade in der Langzeitpflege zunehmend zu einem kostenträchtigen Problem wird. Es geht um die Sicherung der Anschlussunterbringung und die Reduktion unnötiger pflegesensibler Krankenhausaufnahmen sowie sog. Notfälle. Für die Einrichtungen und Dienste sowie die beteiligten Hausarztpraxen verspricht der ReKo-Ansatz Arbeitserleichterung. ReKo kann einen Beitrag zur Fachkräftesicherung leisten, da die Arbeitsbedingungen positiv beeinflusst werden. Auch wird Einrichtungen und Diensten ein Impuls gegeben, sich in Fragen der Einzugsbereiche besser zu koordinieren und damit letztlich auch eine Art eigenständige sozialplanerische Verantwortung zu übernehmen. Für die Pflege- und Krankenkassen leistet das Care und Case Management einen Beitrag zur Versorgungssicherheit. Prozesse werden effizienter gestaltet, die Mitarbeitenden in den Kranken- und Pflegekassen profitieren im Sinne der Arbeitserleichterung, es werden nach Möglichkeit Krankenhauskosten reduziert, Drehtüreffekte vermieden und ein längerer Verbleib in der eigenen Häuslichkeit unterstützt. Für die Kommunen bietet das ReKo-Care und Case Management einen Weg, Aufgaben der Daseinsvorsorge sowohl auf der Kreis- als auch auf der Gemeindeebene in qualifizierter und kommunalpolitischer Weise wahrzunehmen. Für die Kreise ist die Begrenzung der Ausgaben im Rahmen der Hilfe zur Pflege bedeutsam. Sie zeigen überdies kommunalpolitisches Profil in dem immer bedeutsamer werdenden Politikfeld Gesundheit und Pflege.

Abbildung 42: Post-ReKo – Pflegestützpunkt und Case Management

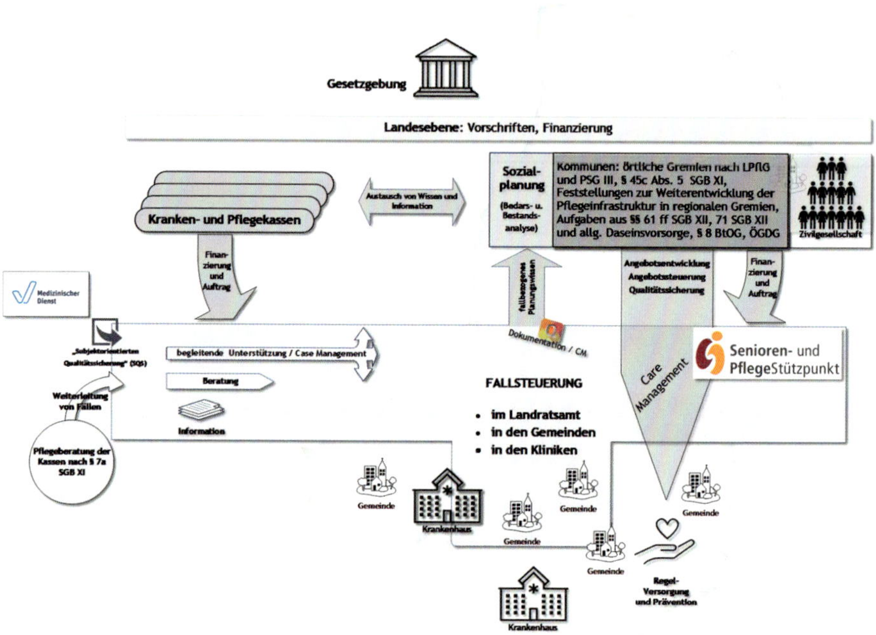

Quelle: Monzer 2024: Präsentation beim LPA Niedersachsen

Eine Weiterführung des ReKo-Care und Case Management verspricht von daher für alle Beteiligten Nutzen, der von einem unausgesprochenen Konsens getragen werden wird. Im Mittelpunkt steht die Einlösung sozial- und gesundheitspolitischer Verantwortung für auf Pflege angewiesene Menschen und ihrer An- und Zugehörigen in der Region.

8.6 Ausblick

Die DAK-Gesundheit als Konsortialführerin, Impulsgeberin und als Initiatorin des Innovationsfondsprojektes ReKo hat sich als „Wettbewerberin" mit einem „Marktanteil" von knapp 10 % der Versicherten in der Region in den Dienst regionaler Versorgungssicherheitsstrategien für auf Pflege angewiesene Menschen gestellt. Das ist bemerkenswert: Die DAK-Gesundheit profiliert sich in besonderer Weise durch Verantwortungsübernahme für regionale Versorgungssicherheit. In diesem Sinne und in diesem Geist bleibt zu hoffen, dass alle Beteiligten, die nun um eine Verstetigung des ReKo-Erbes ringen, sich in gleicher Weise in den Dienst um innovative zukunftsfähige Versorgungssicherheit für auf Pflege angewiesene Menschen stellen. Ob dies gelingt, werden die nächsten Monate zeigen. Unabhängig von der Verstetigung in den beiden Landkreisen widmet die DAK-Gesundheit dem Thema Pflegekompetenzzentren und Pflegestützpunkten als örtliche Infrastruktur und Organisation bedarfsgerechter Versorgung und der Stärkung der Resilienz häuslicher Sorge- und Pflegearrangements den DAK-Pflegereport 2025 – und bleibt dem mit ReKo verfolgten Anliegen weiter verbunden.

8.7 Literaturverzeichnis

Büscher, Andreas (2023): Pflege zu Hause – zwischen Wunsch und Wirklichkeit. VdK-Pflegestudie (Abschlussbericht). Unter Mitarbeit von Lara Peters, Stephanie Stelzig, Alena Lübben und Ivanna Yalymova. Hg. v. Sozialverband VdK Deutschland. Hochschule Osnabrück. Online verfügbar unter https://www.vdk.de/assets/bundesverband/dokumente/publikationen_vdk/Pflegestudie_2021/VdK-Pflegestudie_Abschlussbericht_Februar_2023_inkl_Anhang.pdf, zuletzt geprüft am 20.09.2023.

Büscher, Andreas; Klie, Thomas (2024 im Erscheinen): Pflegegeld und privat organisierte Pflegearrangements. In: Antje Schwinger et al. (Hg.): Pflege-Report 2024. Ankunft der Babyboomer: Welche Pflegestrukturen sind zu gestalten?: Springer.

Klie, Thomas (2007): Das Pflegebudget. In: Gerhard Igl, Gerhard Naegele und Silke Hamdorf (Hg.): Reform der Pflegeversicherung – Auswirkungen auf die Pflegebedürftigen und die Pflegepersonen. Hamburg, Münster: LIT Verlag (Sozialrecht und Sozialpolitik in Europa, 2), S. 208–224.

Klie, Thomas (2022): Pflegereport 2022. Häusliche Pflege – das Rückgrat der Pflege in Deutschland. Analysen, Befunde, Perspektiven. 1. Auflage. Hg. v. Andreas Storm. Heidelberg: medhochzwei Verlag (Beiträge zur Gesundheitsökonomie und Versorgungsforschung, 41).

Klie, Thomas (2024a): Pflegenotstand? Eine Streitschrift. Stuttgart: S. Hirzel Verlag.

Klie, Thomas (2024b): Rechtssichere Pflegebedarfsplanung? Steuerungsoptionen für eine bedarfsgerechte Infrastruktur in der Langzeitpflege. Teil 1. In: *NDV Nachrichtendienst des Deutschen Vereins für öffentliche und private Fürsorge e. V.* 104 (7), S. 303–309.

Klie, Thomas (2024 im Erscheinen): Rechtssichere Pflegebedarfsplanung? Steuerungsoptionen für eine bedarfsgerechte Infrastruktur in der Langzeitpflege. Teil 2. In: *NDV Nachrichtendienst des Deutschen Vereins für öffentliche und private Fürsorge e. V.*

Klie, Thomas; Büscher, Andreas (2024): Pflegegeld gemäß § 37 SGB XI. Verwendung, Bedeutung, Wirkungen. Wissenschaftliche Studie zur Wirkungsweise des Pflegegeldes. Erstellt für die Bund-Länder-Arbeitsgruppe Pflegereform der ASMK. Unter Mitarbeit von Antje Schwinger, Wissenschaftliches Institut der AOK (WIdO) Berlin, Februar 2024.

Rothgang, Heinz; Müller, Rolf (2023): Pflegebedürftige im Krankenhaus. Berlin: BARMER (Schriftenreihe zur Gesundheitsanalyse, 44). Online verfügbar unter www.barmer.de/resource/blob/1247448/7532f52aba867d21712439e492c675b4/dl-pflegereport-2023-data.pdf, zuletzt geprüft am 02.08.2024.

9. Bewertung der Projektergebnisse aus Sicht der DAK-Gesundheit

Stephan Herberg, DAK-Gesundheit

9.1 Vorbemerkungen

Die Ausgangslage, das Selbstverständnis eines Regionalen Pflegekompetenzzentrums und die Projektansätze des ReKo-Projekts wurden in den vorausgegangenen Abschnitten schon hinreichend beschrieben. In unserer Bewertung richten wir den Blick im Wesentlichen auf die Erkenntnisse aus der Interventionsphase des Projekts, sowie die Etablierungsanstrengungen und Erfolge nach Projektabschluss.

Auch wenn in der Projektphase und der Evaluation aufwändig, hatte sich das Projektteam auf drei relevante Interventionsgruppen festgelegt:

- Zielgruppe 1: Von Pflegebedürftigkeit bedrohte Menschen oder Menschen mit Pflegerisiko
- Zielgruppe 2: Menschen mit Pflegegrad nach dem SGB XI
- Zielgruppe 3: Pflegende An- und Zugehörige

Mit der Zielgruppe 1 sollten Menschen vor Eintritt von Pflegebedürftigkeit durch das Case Management in ihrer gesundheitlichen Eigenkompetenz und Eigenverantwortung gestärkt werden mit dem Ansatz, durch Verbesserung oder Erhalt ihres Gesundheitszustandes den Übergang in die Pflegebedürftigkeit zu verhindern oder zu verzögern. Zudem galt es, gerade bei Menschen mit komplexen Problemlagen, Sorgenetzwerke aufzubauen und zu stabilisieren.

Die Pflegebedürftigen der Zielgruppe 2 stellten die Hauptgruppe der Intervention, mit strukturierter Konzentration auf die Fälle, bei denen die Regelversorgung zu keiner stabilen Versorgungslösung führt.

In der Zielgruppe 3 sollte mit den pflegenden An- und Zugehörigen die Personengruppe berücksichtigt werden, die aufgrund des „Teilkaskomodells der sozialen Pflegeversicherung" im Rahmen der Familienpflege das Fundament der ambulanten häuslichen Pflege bildet. Von den aktuell rund fünf Millionen Menschen mit Pflegebedarf, wird die Mehrheit (ca. 80 Prozent) in der eigenen Häuslichkeit versorgt. Davon wiederum werden etwa 2,5 Millionen ausschließlich durch Angehörige, ohne Unterstützung professioneller Pflegedienste, betreut (Statistisches Bundesamt 2022). Die aus der Pflege von Angehörigen entstehenden Risiken werden seit mehr als 30 Jahren untersucht (Janson et al. 2022). Sie zeigen, dass Pflegende im Vergleich zu Personen, die nicht durch Pflege von Angehörigen belastet sind, eine vulnerable Gesundheit aufweisen (Heß et al. 2020). Welcher Unterstützungsbedarf in den beiden Pilotregionen bestand, zeigte sich schon daran, dass diese Interventionsgruppe vor Ablauf der Teilnehmenden-Rekrutierung geschlossen werden musste, da die Probandenhöchstzahl vorzeitig erreicht wurde.

Für alle drei Interventionsgruppen kann festgehalten werden, dass mit der in Tabelle 11 erreichten Probandenzahlen (1.135, nach Drop-out 921) eine beachtliche Anzahl von Personen mit bestehenden oder angehenden Pflegebedarfen sowie An- und Zugehörige durch das Case Management versorgt werden konnten. Da das Case Management in der persönlichen Netzwerkarbeit und die zugehende Beratung in der Häuslichkeit der Menschen mit Pflegebedarf durch die coronabedingten Einschränkungen in der Zeit von März 2020 bis in das Jahr 2022 hinein erheblich eingeschränkt war, stellt die Zahl der im Projekt versorgten Klientinnen und Klienten und Angehörigen einen beachtenswerten Erfolg dar. Die erreichte Drop-out-Rate belegt, insbesondere unter Berücksichtigung des Durchschnittsalters der Probandinnen und Probanden, eine hohe Teilnahmetreue in allen drei Zielgruppen.

Tabelle 11: Gesamt-Fallzahl der durch das ReKo-Case Management versorgten Menschen

Zielgruppenbeschreibung	Fallzahl (inkl. Drop-out)	Fallzahl (nach Drop-out)
Zielgruppe 1 Die ZG 1 umfasst Menschen mit somatischen und/oder kognitiven Beeinträchtigungen, die einem Pflegerisiko unterliegen, aber noch keine Einstufung nach Pflegegraden (gemäß SGB XI) erhalten haben.	316	260
Zielgruppe 2 Die ZG 2 umfasst Personen mit sozialrechtlich anerkanntem Pflegebedarf (Pflegegrad nach SGB XI).	424	303
Zielgruppe 3 Die ZG 3 umfasst (pflegende) An- und Zugehörige.	397	358
Gesamt-Fallzahl der durch das ReKo-Case Management versorgten Menschen	**1.135**	**921**

Quelle: Eigene Darstellung

9.2 ReKo Konversion von Krankenhäusern und Übergangspflege

Die im Jahr 2018 formulierte Konzeptidee eines Regionalen Pflegekompetenzzentrums hat als eine Projektsäule den laufenden Konversionsprozess von Krankenhäusern im ländlichen Raum mitgedacht, deren Träger aufgrund unzureichender Auslastung und/oder Finanzierungsressourcen, inhaltliche und wirtschaftliche Neuorientierungen ins Auge fassen müssen. Die Tatsache, dass etwa die Hälfte der Patientinnen und Patienten über alle Krankenhausarten, 65 Jahre und älter sind und davon ca. 12 Prozent an einer Form von Demenz leiden (DESTATIS 2024) zeigt, dass innerhalb der Krankenhausversorgung eine stärkere Orientierung auf Geriatrie und Betreuung pflegebedürftiger Menschen von Bedeutung ist. Der Übergang von notwendiger Krankenhausbehandlung zum Bereich professioneller Altenpflege ist dabei fließend.

Im Jahr 2021 wurde im Gesundheitsversorgungsweiterentwicklungsgesetz (GVWG) die Übergangspflege eingeführt, um die offensichtliche Lücke zwischen Krankenhausentlassung und Pflegeheim beziehungsweise Reha zu schließen. Im Rahmen dieser Regelung dürfen Patientinnen und Patienten bis zu zehn Tage in einem Krankenhaus Pflegeleistungen erhalten. Aufgrund hoher bürokratischer Hürden und mangelnder Wirtschaftlichkeit wird diese Möglichkeit im Krankenhausbereich allerdings kaum umgesetzt. Die bundesweite Fallzahl je Monat wird für das Jahr 2022 auf ca. 47 Übergangsfälle geschätzt (Rothgang und Müller 2023).

Zunehmend fällt es den Sozialdiensten in Krankenhäusern schwer, Patientinnen und Patienten in die ambulante oder stationäre Nachversorgung überzuleiten. Der von Menschen mit Pflegebedarf geäußerte Wunsch, zu Hause gepflegt zu werden, kann oft nicht erfüllt werden. Denn viele pflegende An- und Zugehörige fühlen sich mit der Pflegesituation und deren Organisation überfordert und haben Angst zu scheitern.

Betrachtet man den Durchschnitt der Jahre 2017 bis 2022 war mehr als einer von fünf Patientinnen und Patienten in der stationären Krankenhausbehandlung pflegebedürftig. Isoliert für das Jahr 2022 betrachtet, war es jeder Vierte (Rothgang und Müller 2023). Gerade internationale Studien zeigen hier, die Nachbetreuung direkt aus dem behandelnden Krankenhaus in die überzuleitende Häuslichkeit oder eine anders geartete multidisziplinäre und gut strukturierte Nachbetreuung ist Grundvoraussetzung für die Organisation eines guten Pflegesettings (Herberg und Teuteberg 2022).

In der Interventionsregion waren bei folgenden Krankenhäusern, Case Managerinnen und Case Manager angesiedelt: EUREGIO-Klinik Nordhorn, Bonifatius Hospital Lingen, Niels Stensen Kliniken Elisabeth-Krankenhaus Thuine, Hümmling Hospital Sögel. Hier konnten die bei den Sozialdiensten der in der Interventionsregion angesiedelten ReKo-Case Managerinnen und Manager, die auf zugehende Beratung von Pflegebedürftigen und pflegenden Angehörigen ausgerichtet waren, Sektorengrenzen überwinden und die Funktionen einer Überleitung aus der stationären Krankenhausbehandlung in die ambulante Pflege im eigenen häuslichen Umfeld mit Leben erfüllen.

Auch dic aktuell von der Bundesregierung mit dem Krankenhausversorgungsverbesserungsgesetz (KHVVG) geplante Krankenhausreform möchte mit sektorenübergreifenden Versorgungseinrichtungen (Level 1i), wohnortnah stationäre Krankenhausbehandlung mit ambulanten und pflegerischen Leistungen verbinden.

Diesem Ansatz der Verknüpfung von regionaler, stationärer, ambulanter und pflegerischer Versorgung hat das ReKo-Projekt mit seinem Ansatz eines zugehenden Case Managements vorgegriffen. Das Case Management trägt mit seiner auf die Bedarfe der Menschen ausgerichteten und intersektoralen Koordinationsarbeit, zur aktuell häufig geforderten „Stambulantisierung", d. h. einer De-Institutionalisierung und Sozialraumöffnung bei.

9.3 Das ReKo-Case Management in der ambulanten Pflege

Während der Projektlaufzeit konnte das ReKo-Case Management in beiden Pilotregionen als unabhängige Case Management-Organisation etabliert werden. Mit dem EUREGIO e. V., der aufgrund seiner Vereinsstatuten auf umfangreiche Vernetzungen im Bereich kommunaler und Landespolitik, Leistungserbringer, Verbände sowie im Ehrenamtsbereich verweisen konnte, wurde eine anerkannte und vom Leistungsgeschehen unabhängige Institution für die operative Ausgestaltung des Projektes eingebunden. Der EUREGIO leitete die Projektumsetzung in beiden Pilotregionen und übernahm die Anstellung, Koordination und Ausbildung des Case Managements. In den ersten zehn Monaten des Projekts wurden die Case Management-Weiterbildung und die Etablierung eines funktionierenden Netzwerkes, auf das die Case Managerinnen und Manager mit Start ihrer Tätigkeit zurückgreifen konnten, priorisiert. Allein für die Schritte wie Case Finding, Assessment, Planning und Linking, wäre eine erfolgreiche Arbeit, ohne vorausgehende Netzwerkarbeit und den Abbau bestehender Vorbehalte im Leistungserbringerbereich, nicht denkbar gewesen. Dabei ging die Vernetzung weit über die professionellen Akteure des Gesundheitswesens hinaus. Durch die Einbindung der Pflegestützpunkte der Kommunen und der Familienberatungsstellen gelang eine gute Zusammenarbeit mit der kommunalen Ebene, um die gewonnenen Impulse zur Weiterentwicklung der Pflegeinfrastruktur platzieren zu können. Die Kontakte zu Ehrenamtsstrukturen, wie Kirchgemeinden und Vereine sowie die regelmäßige Teilnahme an den teilweise erst zu gründenden Pflegetischen innerhalb der Landkreise, sorgten für ein solides Fundament in den Sozialräumen.

Da nach Auffassung aller Projektbeteiligten eine erfolgreiche Netzwerkarbeit ohne Nutzung einer unterstützenden Case Management-Software, die die Möglichkeiten der Vernetzung von professionellen wie informellen Pflegenden und dem Pflegebedürftigen selbst mitdenkt, nicht möglich ist, wurde schon im Projektantrag die Etablierung eines Case Management-spezifischen digitalen Ökosystems mit der Fähigkeit zur Anbindung an die Telematikinfrastruktur geplant. Insbesondere in der ersten Projektphase, also vor Beginn der Case Management-Tätigkeit, wurden die Case Managerinnen und Manager in die Weiterentwicklung der Software eingebunden. Durch diese Praxisimpulse und die engagierte wissenschaftliche Begleitung durch Prof. Dr. Michael Monzer, konnte die Case Management-Software „Quovero" mit einem Leistungserbringer- und Patientenportal zu einer Dokumentations-, Terminorganisations-, Vernetzungs- und Informationssoftware weiterentwickelt werden. Als eine der ersten Pflegeeinrichtungen in Deutschland, konnte das ReKo-Case Management im April 2022 die Telematikinfrastruktur (TI-SMC-B Institutionskarte) nutzen.

Das ReKo-Projekt findet bundesweite Aufmerksamkeit und konnte bei einer Vielzahl von Fachkongressen wie dem Deutschen Pflegetag, sowie dem Hauptstadtkongress und dem Europäischen Gesundheitskongress diskutiert werden.

In verschiedenen Bundesländern konnte das Projektteam Impulse in Bezug auf Erfolgskriterien einer Case Management-Organisation bieten. Dabei stellten sich Finanzierungsfragen der notwendigen Case Management-Stellen als größte Herausforderungen heraus. Das ReKo-Case Management hat sich nie als ein Projekt verstanden, welches in dem Organisationsmodell etabliert werden muss, das in den Pilotregionen durchgeführt wurde. Die Projektteile können baukastenartig verwendet und passend zu den regionalen Gegebenheiten implementiert werden. Vor diesem Hintergrund ist auch der Begriff ReKo nicht als geschützte Marke zu verstehen. Ansatz der DAK-Gesundheit als Konsortialführer des Projektes war es, Impulse für eine bessere Pflege im kommunalen Raum zu geben und wissenschaftlich zu evaluieren.

Im Bereich der wichtigen Forschungsfrage, ob und wie weit eine Case Management-Organisation samt einem Überleitungsmanagement für ausgewählte Fälle, einen längeren Verbleib im häuslichen Umfeld ermöglichen kann, konnte dieses Projekt aufgrund einer zu kurzen Interventionszeit keine belastbaren Antworten bieten, auch wenn sich leichte positive Tendenzen abzeichnen. Bedauerlicherweise liefert auch die internationale Studienlage hier keine relevanten Erkenntnisse (Herberg und Teuteberg 2022). Diese Frage ist sowohl aus sozialpolitischer Sicht, vor dem Hintergrund eines sich abzeichnenden Unterangebots stationärer Pflege, als auch aus Sicht von Menschen mit Pflegebedarf sowie deren pflegenden An- und Zugehörigen, die so lange als möglich die häusliche Pflege realisieren wollen, hoch relevant.

9.4 Zusammenfassende Kommentierung relevanter Evaluationsergebnisse

In der Zusammenfassung der in Teil B dargestellten Evaluationsergebnisse ist es durch die Etablierung einer Case Management-Organisation in beiden Pilotregionen gelungen, Versorgungssicherheit und Versorgungsqualität zu erhöhen sowie den Zugang zum Versorgungssystem zu verbessern. Der Zugang zum Versorgungssystem bedeutete auch, dass Personen in komplexen Fällen durch das Case Management erst Zugang zu den Leistungen der Pflegeversicherung erhielten. Durch den Aufbau und oder die Stabilisierung individueller Sorgenetzwerke, konnte die Anzahl von Personen in stabilen Sorgenetzwerken signifikant erhöht werden. Die allgemeine Lebenszufriedenheit der pflegenden An- und Zugehörigen stieg während der Interventionszeit an und erwies sich auch sechs Monate nach Beendigung der Betreuungsphase noch als stabil. Während der Gesundheitszustand der Probandinnen und Probanden in der Kontrollregion signifikant sank, konnte gezeigt werden, dass die Stabilität des Gesundheitszustandes in der Interventionsregion signifikant und vergleichsweise effektstark stieg. In Bezug auf die von den professionellen Leistungserbringern vor Beginn der Intervention beklagten fehlenden Ressourcen zur intensiven Begleitung von Menschen mit komplexen Problemlagen konnte das Case Management ein in Folgebefragungen als passendes und wirkungsvoll beschriebenes Angebot aufbauen. Für die in das Projekt eingeschriebenen Versicherten eröffnete sich durch Nutzung des Case Managements die Möglichkeit, länger in ihrer Häuslichkeit versorgt zu werden. Für valide Ergebnisse darüber, ob mit einem ReKo-Case Management der Übergang in die stationäre Langzeitpflege signifikant hinausgezögert werden kann, war der Beobachtungszeitraum dieses Projektes jedoch deutlich zu kurz. Eine Interventionszeit von drei bis vier Jahren könnte für diese hochrelevante Frage fundierte Ergebnisse liefern.

Das ReKo-Projekt stand in den beiden Landkreisen Grafschaft Bentheim und Landkreis Emsland, Versicherten aller gesetzlichen Krankenkassen zur Verfügung. Nur unter dieser Bedingung, wollten sich beide Landkreise aktiv in das Projekt einbringen. Diesen Wunsch der Landkreise zu erfüllen war eine Herausforderung. In der Realität von Innovationsfondsprojekten stehen die Angebote meist nur Versicherten einer oder ausgewählter Krankenkassen zur Verfügung. Für ein stark im kommunalen Raum angesiedeltes Projekt stellte sich die Öffnung im Hinblick auf die Akzeptanz in der Region, die Bereitschaft zur Zusammenarbeit und die wissenschaftliche Evaluation als ein wesentlicher Erfolgstreiber heraus. Aus dieser Sicht könnten als Implikation für zukünftige Projekte mit starkem Bezug auf den Sozialraum, kassenübergreifende Projektansätze sinnvoll sein.

Case Management und Lotsen-Ansätze sind in vielen Bereichen eines fragmentierten Gesundheitswesens denkbar und werden z. B. im Bereich chronischer Erkrankungen (Adipositas) oder Akutereignissen (Schlaganfall) auch zumindest projektweise umgesetzt. Die generelle Etablierung eines Case Managements für Menschen mit Pflegebedarf wäre weder notwendig noch effizient, da im Regelfall die bestehenden Beratungsangebote zu einem guten Pflegesetting führen. Für Pflegefälle bei denen aufgrund der Akteursdichte und/oder aus Gründen, die bei der Person mit Pflegebedarf oder dem häuslichen Umfeld liegen, die Regelversorgung an ihre Grenzen stößt, bedarf es einer koordinierenden Instanz. Hier könnte ein Case Management effizient Strukturgrenzen überwinden und durch Einbindung professioneller wie ehrenamtlicher Akteure stabile häusliche Pflege organisieren und pflegende Angehörige wirksam entlasten.

Die Anzahl an Pflegebedürftigen wird in den nächsten Jahren weiter steigen, sowohl absolut als auch im relativen Anteil zur gesamten Bevölkerung in Deutschland. Die Zusammenarbeit mit den beiden Landkreisen während der Projektlaufzeit zeigt, dass die Rahmenbedingungen für eine gelingende Pflege nur im Sozialraum oder anders formuliert, im kommunalen Raum geschaffen und gestaltet werden können. Das deckt sich mit dem in der Verfassung verankerten Sozialstaatsprinzip (Art. 20 I, 28 I GG) und dem sich daraus ergebenden Gestaltungsauftrag, wonach sich die öffentliche Hand um das gesundheitliche Wohl der Gemeinschaft zu kümmern hat. Die Verantwortungszuordnung folgt dem Subsidiaritätsprinzip, also der Idee, dass die Verantwortung staatlichen Handels soweit als möglich, nahe an den Menschen zu verorten ist. Die vernetzende Koordinierung von formeller und informeller Pflege unter Einbezug von An- und Zugehörigen sowie Ehrenamtsstrukturen würden die aktuell 93 Pflegekassen mit ganz heterogener Anbindung an die Versorgungssituation in den Regionen auch nicht leisten können. Bei der pflegerischen Versorgung der Bevölkerung, handelt es sich um eine gesamtgesellschaftliche Aufgabe, so formuliert es der § 8 Sozialgesetzbuch XI (SGB XI), „bei deren Wahrnehmung die Länder, die Kommunen, die Pflegeeinrichtungen und die Pflegekassen unter Mitwirkung des Medizinischen Dienstes zusammenwirken". Der Status quo der sozialrechtlichen Regelungen führt allerdings durch unklare Verantwortungszuweisungen eher zu einer Verantwortungsdiffusion als zu einer klaren Zuordnung von Verantwortlichkeiten. Es gilt die pflegerische Versorgung neu zu denken: Im Sozialraum, in der Kommune, nah am Menschen. Dafür bedarf es eines neuen Selbstverständnisses der Zusammenarbeit der Akteure, auch der Pflegekassen im Zusammenwirken mit den Kommunen, und eines sozialrechtlich klarer formulierten rechtlichen Rahmens. Das ReKo-Projekt in den Landkreisen Emsland und Grafschaft Bentheim könnte dafür relevante Erkenntnisse liefern.

9.5 Literaturverzeichnis

Herberg, S. und Teuteberg, F., Reducing hospital admissions and transfers to long term inpatient care: A systematic literature review. In: Health Services Management Research, 2022, S. 1–15.

Heß, M., De Tavernier, W. und Naegele, L., Culture Matters – Normen, Erwerbstätigkeit und informelle Pflege von älteren Frauen in Europa. In: Soz Fortsch, S. 69(10), 2020, S. 267–279.

Janson, P., et al., Mortality, morbidity and health-related outcomes in informal cargivers compared to non-caregivers: a systematic review. 2022, IJERPH, S. 19(10): doi.org/10.3390/ijerph19105864.

Rothgang, H. und Müller, R., Barmer, Pflegereport 2023. Berlin: bifg, 2023.

Statistisches Bundesamt, Pflegestatistik 2021. Wiesbaden: DeStatis, 2022.

Abbildungsverzeichnis

Tabellenverzeichnis